国医养生 精华
救命奇方 一本通

GUOYI YANGSHENG JINGHUA
JIUMING QIFANG
YIBENTONG

吴凌 编著

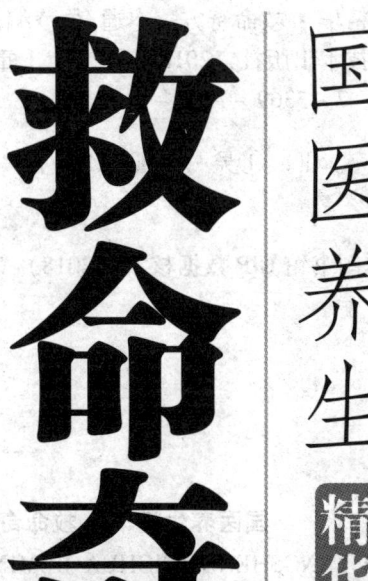

陕西新华出版

陕西科学技术出版社
Shaanxi Science and Technology Press

西安

图书在版编目（CIP）数据

国医养生精华：救命奇方一本通/吴凌编著．—西安：陕西科学技术出版社，2018.3（2024.1重印）
ISBN 978-7-5369-7207-0

Ⅰ．①国… Ⅱ．①吴… Ⅲ．①验方—汇编 Ⅳ．①R289.5

中国版本图书馆 CIP 数据核字（2018）第 022964 号

国医养生精华：救命奇方一本通
GUOYI YANGSHENG JINGHUA JIUMING QIFANG YIBENTONG

吴　凌　编著

责任编辑	杨　波　孙雨来
封面设计	视界创意
出版者	陕西科学技术出版社 西安市曲江新区登高路 1388 号陕西新华出版传媒产业大厦 B 座 电话（029）81205187　传真（029）81205155　邮编 710061 https：//www.snstp.com
发行者	陕西科学技术出版社 电话（029）81205180　81206809
印　刷	北京柯蓝博泰印务有限公司
规　格	710mm×1000mm　16 开本
印　张	18.25
字　数	235 千字
版　次	2018 年 3 月第 1 版 2024 年 1 月第 2 次印刷
书　号	ISBN 978-7-5369-7207-0
定　价	58.00 元

版权所有　翻印必究

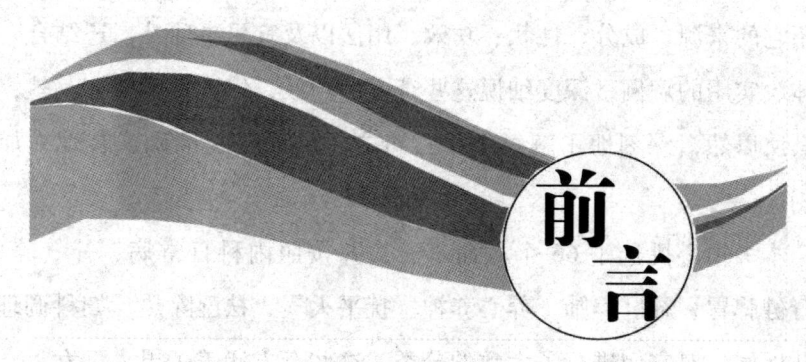

　　国医讲，人有七情。何谓七情？喜、怒、忧、思、悲、恐、惊，这就是人的七种情志。七情，是人体对外界客观事物的不同反映，也是人体生命活动的一种正常现象。一般情况下，七情不会使人发病，但超过了正常调节范围的情志刺激，就会导致人体脏腑气血功能紊乱，从而导致疾病发生。这就是国医经常说的"内伤七情"。

　　现代人生活在一个充满竞争的社会环境中，各种各样的压力接踵而来。人们为了追求高质量的生活方式，开始拼命地工作，把自己当成了一个工作的机器，不停地运作而忘记了健康生活。不按时就寝、吃饭，再加上环境污染、空气不新鲜，久而久之，人们的身体就会处于亚健康状态。其实，越是压力大，越要顺应身体的作息规律，把简单而又行之有效的健康养身法则付诸实践。经过实践你就会发现，健康养身并没有想象中那么难以企及，因为健康的体魄源自于日常的生活细节中。

　　《国医养生精华——救命奇方一本通》这本书中的救命奇方，真可谓一个未知的"大宝库"。历经岁月的沉淀、无数事实的验证，它们的功效都经得起考验，在安全性和有效性的研究上体现出了很大优势。本书内容丰富，实例典型，针对性、可行性强，与以往的方剂类图书大有不同，它并不急于开门见山介绍奇方，而是先从疾病入手，从国医的角度向读者介绍每种疾病的病因,然后再自然而然地引出奇方。除了简单介绍它的来源、成分、性状、功效、用法以及宜忌事项外,还结合一些具体、实用的病例,深度细说这些奇方的功效,使读者不但知其然,还知其所以然,深刻地了解每个千古奇方,从而更加准确、客观地加以应用。

　　本书精心挑选了66个救命奇方,并按照内科日常病、补气养血、养肾健脾胃、补肝养肺、养心养神、抚平火气、祛湿除热、妇科调理和小儿保健,对它们进行了大致的分类。这些奇方涵盖了男人、女人、老人和小孩,值得每一个家庭品读和拥有。最为难得的是,这些救命奇方的来源真实可信,介绍准确,实用性也很强。让读者看完之后,给自己当医生,治小病,防大病,何乐而不为呢?

　　愿这本书能够给您和您的家人带来健康、快乐、平安。

编　者

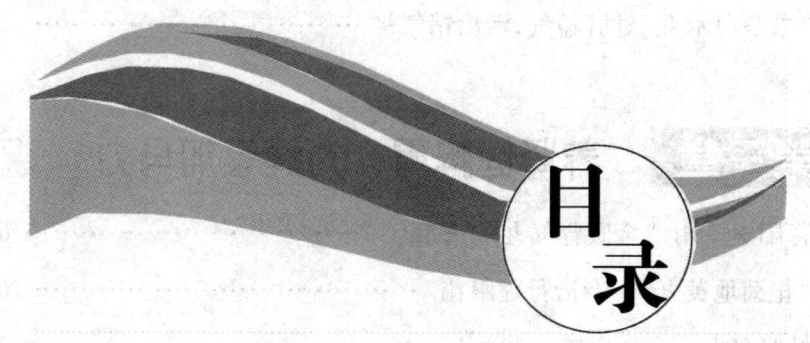

第一章　小看了日常病，小病也会变大病

"防风通圣丸"，流行性感冒的妙药 …… 002

风寒感冒，请用"小青龙合剂" …… 007

"玉屏风散"，防感冒有一套 …… 011

胃肠型感冒，喝点"藿香正气水" …… 017

风热感冒，"桑菊感冒片"效果佳 …… 022

"当归龙荟丸"，让高血压不再高 …… 026

"阿胶黄精丸"，贫血者的良药 …… 030

便秘，试试"增液汤口服液" …… 034

第二章　补气养血，养出红润好气色

畏寒，就选"十全大补丸" …… 040

气血双虚，"当归补血丸"离不了 …… 045

心悸气短，让"归脾丸"来帮忙 …… 049

益气补血，"人参养荣丸"最管用 …… 053

气血亏，用"八珍丸"来应对 …………………………… *057*

"参苓白术丸"健脾益气，活出精气神 …………………… *061*

第三章　养肾健脾胃，为健康加马力

肾阳虚，用"金匮肾气丸"来治 …………………………… *066*

"杞菊地黄丸"，专治肾虚眼花 …………………………… *071*

补肾名方——"六味地黄丸" ……………………………… *075*

"五子衍宗丸"，补肾益精都靠它 ………………………… *079*

脾虚气滞，"香砂六君子丸"来护驾 ……………………… *083*

胃动力不足，用"人参健脾丸"来补 ……………………… *087*

"补中益气丸"，健脾胃的良药 …………………………… *091*

脾胃虚寒，"附子理中丸"能改善 ………………………… *096*

"香砂养胃丸"，专治胃反酸 ……………………………… *100*

第四章　补肝养肺，身心和谐的重要课题

生气不吃饭，就吃"越鞠丸" ……………………………… *106*

"柴胡疏肝丸"，疏肝又理气 ……………………………… *110*

肝胃不和，试试"小柴胡颗粒" …………………………… *114*

"一贯煎"，治疗肝病最有效 ……………………………… *118*

"百合固金丸"，润肺养元气 ……………………………… *122*

肺气不足，"补肺丸"是良方 ……………………………… *127*

润燥利咽，就用"养阴清肺丸" …………………………… *131*

第五章　养心养神，让你乐享天年

"朱砂安神丸"，抑郁者的养心剂 …………………… **136**
"天王补心丹"，专治夜不能寐 ……………………… **140**
"柏子养心丸"，让失眠症不翼而飞 ………………… **144**
夜夜口渴，试试"五苓散" …………………………… **147**
"安神定志丸"，专治心气不足 ……………………… **151**

第六章　抚平火气，过"不上火"的好生活

"凉膈丸"，专治上火证 ……………………………… **156**
"龙胆泻肝丸"，泻肝又泻火 ………………………… **159**
心力交瘁，"牛黄清心丸"来搞定 …………………… **162**
口腔溃疡，就吃"黄连解毒丸" ……………………… **167**
胃火牙痛，"消胃散"最合适 ………………………… **170**
夏季上火，用"清暑益气丸"一试 …………………… **173**

第七章　祛除湿热，才能不"湿邪"

"甘露消毒丹"，清热毒，化湿邪 …………………… **178**
"木瓜丸"，治风湿痹痛最管用 ……………………… **182**
"连朴饮"，专治湿热霍乱 …………………………… **185**
湿热初起，就喝"三仁汤" …………………………… **189**
"平胃散"，燥湿运脾效果好 ………………………… **193**
"防己黄芪汤"，专治风湿热痹 ……………………… **197**
"五苓散"，专治小便不利 …………………………… **201**

第八章　妇科调理，健康让女人更幸福

"当归芍药散"，让痛经的女人好起来 …………… *206*
调经止痛，就用"四物合剂" …………………… *210*
"温经汤"，专治女性痛经和不育 ………………… *214*
"乌鸡白凤丸"，治疗女人气血虚的良药 ………… *218*
"除湿白带丸"，专治带下病 ……………………… *223*
"艾附暖宫丸"，暖宫又调经 ……………………… *226*
"补肾固胎汤"，治疗习惯性流产 ………………… *230*
"安胎丸" = 保胎药 ………………………………… *233*
"生化汤"，产后新妈妈的良药 …………………… *237*

第九章　小儿保健，孩子不生病才是福气

清肺止咳，"泻白糖浆"来搞定 …………………… *244*
"定喘汤"，专治小儿哮喘 ………………………… *248*
面黄体瘦，就服"肥儿丸" ………………………… *253*
"小儿七星茶"，让孩子不再上火 ………………… *257*
"保和丸"，消食和胃，保儿平安 ………………… *261*
"银翘散"，治疗小儿上呼吸道感染 ……………… *265*
"五倍子膏"，让夜啼小儿不再啼 ………………… *269*
小儿咳嗽，"止嗽丸"来帮忙 ……………………… *273*
"四妙丸"，治疗小儿湿疹效果好 ………………… *277*

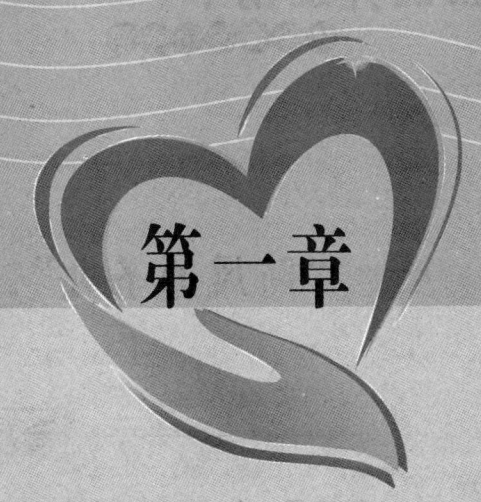

第一章

小看了日常病，小病也会变大病

"小病不断，大病不来。"小病难道真的是福？当然不是，任何大病都是由小病发展而来的。再者说，人吃五谷杂粮，怎么可能一辈子都不生病？只能说，抵抗力强的人，生病的次数相对少一些；抵抗力弱的人，生病的次数就会多一些。由此看来，或许只有那些经常生病的人，才会更加疼惜自己，会时刻关注自己身体的轻微变化，做到早发现、早治疗。

然而，对于那些极少生病的人，会侥幸地认为自己的身体素质很好，不会出现任何问题，对身体出现的一些轻微不适也从不放在心上。久而久之，小病就慢慢变成了大病。所以，与其将来后悔莫及，不如从现在开始，关注日常病，让自己拥有一个健康的身体。

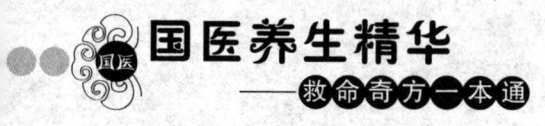

"防风通圣丸",流行性感冒的妙药

奇方也谈

- 来源:金代名医刘完素的《宣明论方》。
- 成分:由防风、麻黄、芥穗、薄荷、大黄、芒硝、滑石、生栀子、黄芩、连翘、生石膏、桔梗、川芎、白芍、当归、白术、甘草17味药物组成。
- 性状:本品为白色至灰白色光亮的水丸,味甘、咸、微苦。
- 功效:解表通里,清热解毒。适用于外寒内热,表里俱实,恶寒壮热,头痛咽干,小便短赤,大便秘结,瘰疬初起,风疹湿疮等证。
- 用法:口服,每次6克,每日2次。

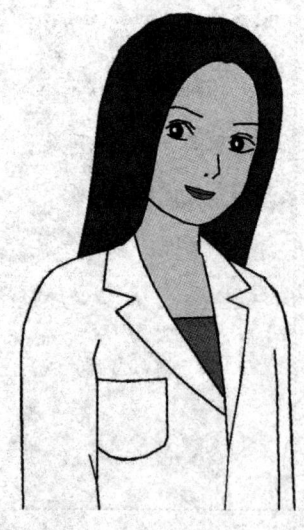

现代医学认为,流行性感冒是由流感病毒引起的急性发热性呼吸道传染病。它的传染性极强,传播速度也飞快。主要经飞沫传播,临床表现为突起畏寒、高热、头痛、全身酸痛、疲弱乏力等全身症状,而呼吸道症状则较轻。本病呈自限性,病程一般为7天。

从中医的角度来讲,流行性感冒是外邪(风、寒、湿、热、燥、暑)乘人体防御邪气能

第一章
小看了日常病，小病也会变大病

力不足之时，侵袭肺卫所引起的。肺是通过口鼻与外界接触的，再加之"肺为娇脏、不耐寒热"，所以容易受到邪气的侵犯。至于说外邪侵入人体是否一定会引起发病，其关键在于正气的强弱。同时，也与感邪的轻重有关联。

比如，人们的生活起居失常、冷暖不调，或过度疲劳，都会导致肺卫功能的失常。然而，在身体偏弱的情况下，只要稍不留意，就会受外邪而逐渐发病。但如果气候突变、寒温失常，超越了机体的适应能力，就会立即发病，从而出现大便干结、小便黄、牙龈肿痛、咽干等症状。如此情形下，就选防风通圣丸（散）。

有句谚语说，"有病无病，防风通圣。"这句话就说明防风通圣丸（散）的用途之广，集防与治于一体，是中医临床治疗感冒常用的一种药物。防风通圣丸（散）的组方中既有解表清热的药物，又有补气养血的药物。因此，它外可祛入侵人体的邪气，内能清郁积之热，达到扶正祛邪的目的。

与此同时，防风通圣丸（散）在民间也流传甚广，可以称得上是春天的良药，应用也比较普遍。每逢立春时节，几乎每家每户都要在家里备下几剂防风通圣丸（散），以防春日之温热病，这才有了"有病无病，防风通圣"的说法。每每到了冬去春来花又开之时，人们就开始按需服用该药，以散寒冬蓄积之毒物，预防百病的发生。

病例解析

去年春天，刘女士从广西桂林出差回到北京，可能因为她是北方人，有点不太适应南方的潮热气候。飞机落地后，刘女士就明显感觉到有些体力不支、疲倦乏力，头也有点晕乎乎的。她以为自己是劳累过

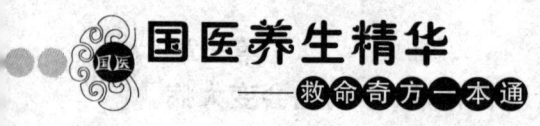

度,也没多在意,直接打车回家休息了。第二天早晨,刘女士起床后,觉得头实在痛得厉害,还有点流鼻涕,嗓子也有点痒痛。为了不耽误工作,她立即去医院看医生。医生听完刘女士讲述的不适后,对其进行了一番诊断,初步诊断她患的是单纯性流感,考虑到她所出现的感冒症状并不严重,于是给她开了防风通圣丸(散),告诉她回去之后按时服用,并叮嘱她在吃药的同时还要注意精神调摄,不要过于劳累。回到家后,刘女士按照医生所说,每天口服2次防风通圣丸(散),一次6克,每天晚上吃过药后就早早休息了。坚持服用4次之后,鼻涕不流了,头也没那么痛了,整个人都有精神了。为了身体快点好起来,她又坚持吃了几次,很快喉咙也不痛了。短短三四天时间,她的身体就基本恢复到健康状态了。

防风解毒汤

材料	防风、黄芩各10克,连翘5克。
做法	①先用少量冷水将以上3味药浸泡约15分钟。 ②把浸泡好的药材及药水一起倒入锅中,加水约600毫升。 ③先大火烧开,再用小火煎煮10分钟左右,关火,捞净药渣,倒出药汤。
用法	每天1剂,分早晚2次温服。

防风解毒汤是在防风通圣丸的基础上发展变化而来的简便方。虽然仅仅只有三味药材,但它却具备了倾泻内热、发汗解表、祛风除邪等三项功能,与防风通圣丸有异曲同工之妙。另外,"防风解毒汤"对于缓解流行性感冒症状、调治流行性感冒的功效也是很不错的。在

第一章
小看了日常病，小病也会变大病

这几味药材中除了防风，黄芩和连翘都是比较苦的药材，直接吃有点儿难以下咽，不适合做药膳，其最佳的选择是煎汤或泡茶后服用。

功效细说

防风通圣丸（散）方中麻黄、荆芥、防风、薄荷疏风解表，使外感风邪从汗而解共为主药；大黄、芒硝泻热通便，滑石、栀子清热利湿，使里热从二便分消，石膏、黄芩、连翘、桔梗清热泻火解毒，以清肺胃之热，以上共为辅药；火热之邪灼血耗气，当归、白芍、川芎养血和血；白术健脾燥湿为佐药；甘草益气和中，调和诸药为使药。全方共用汗、下、清、利四法俱备，上、中、下三焦并治，共奏疏风解表、清热通便之功。

近年来，防风通圣丸（散）临床应用在不断扩展，还可用来治疗下列疾病中的外寒里热证者。

肥胖症。近年来，日本对本品治疗肥胖症进行了大量的研究，也验证了本品对妇女肥胖确有疗效。尤其对于20～30岁妇女的肥胖效果更为显著。其方法是取防风通圣丸（散）每次6克，每日3次，连服3～6个月，一般体重均有明显减轻。

急性化脓性中耳炎。本病多属外感风热、郁而化火、邪毒循经窜络于耳所致。遇到这种疾病时，可选用防风通圣丸（散）治疗，用法是取本品内服，每次6克，每日2次，或用本品原方加减水煎服，每日1剂，分2次煎服。

脑病后遗症。对流脑、乙脑、结核性脑膜炎以及脑血栓等病经对症治疗缓解后，多数留有前额或某一部位疼痛的后遗症。在各种药物治疗都不见效时，可服防风通圣丸（散）治疗，每次6克，每日1次，一般在 3～4 天即可见效。

慢性阑尾炎。先以防风通圣丸（散）原方水煎服，每日 1 剂，分 2 次服用，以急取效，待症状缓解后用本品丸剂内服，每次 6 克，每日 2 次，具有较好的疗效。

高血压。防风通圣丸（散）内服，每次 6 克，每日 2 次，治疗高血压有较好疗效。如果病情较重，可用本品原方改为汤剂水煎服，一般连服 15 天以上即可见效，血压可下降到 2.67kPa。

斑秃。治疗本病的方法是将防风通圣散原方加少量白酒浸 1 夜，焙干研为细末，每次 6 克，每日 2 次，开水冲服，另以白酒 500 克浸半夏 60 克，浸液涂搽患处，每日早晚各 1 次。

扁平疣。每次服 10 克，每日 2 次，温开水送服。1 周为 1 疗程，一般 1～3 疗程见效。通常服用 3～7 天后，自觉皮损部位有紧张感和微痒痛，丘疹增大，发红，继而脱落消失。治疗此病，剂量可视患者体质而酌情增减；体质较差，食少便溏者，每次可服 3～6 克。服用时可能出现轻微腹泻，此属正常现象，一周内自止。

春季结膜炎。成人每次服用 9 克，每日 2 次；不足 16 岁者每次服用 6 克，不足 10 岁者每次服 3～5 克，同样是每日 2 次。一般 7 天后自觉症状消失，20 天基本痊愈。

临床上，防风通圣丸（散）除了可以用来治疗重症感冒、流行性感冒、猩红热、腮腺炎、扁桃体炎等疾病外，还可以用于牛皮癣、荨麻疹、风疹、瘙痒症、湿疹、面部蝴蝶斑、疮疖等皮肤病的治疗。此外，它也能治疗神经痛、支气管哮喘、细菌性痢疾、多发性疮肿、副鼻窦炎、皮肤病、尿路感染等。

第一章
小看了日常病，小病也会变大病

> **宜忌事项** ＊＊＊＊＊＊＊＊＊＊＊＊＊＊＊＊＊＊＊＊＊＊＊＊
>
> 1. 孕妇慎用。
> 2. 忌食油腻鱼虾海鲜类食物。
> 3. 因服用或注射某种药物后出现荨麻疹等相似的皮肤症状者属于药物过敏（药疹），应立即去医院就诊。

风寒感冒，请用"小青龙合剂"

奇方也谈

● **来源**：东汉时期医圣张仲景的《伤寒论》。

● **成分**：由麻黄、桂枝、白芍、姜、细辛、甘草、法半夏、五味子8味药物组成。

● **性状**：本品为棕黑色的液体，气微香，味甜、微辛。

● **功效**：散寒解表，温肺化饮，止咳平喘。适用于外感风寒，寒饮内伤所致的恶寒发热，无汗，喘咳，痰多而稀等症。

● **用法**：口服，每次10～20毫升，每日3次。

秋冬季节，是感冒高发的季节。不难发现，在这一时期，不管是儿科还是成人呼吸科，前去医院就医的人真是络绎不绝，甚至是人满为患。不过，对于部分人而言，即使他们发现自己染上了风寒感冒，也不会立即去医院就诊，而是硬扛，或者自行用药，比如"板蓝根颗粒"

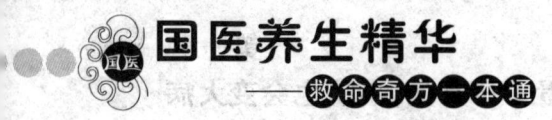

"维C银翘片"等,都是他们的感冒常用药。可是吃了几天后,发现自己的病情非但没有好转,反而日渐加重,不得已他们才会选择去医院。或许有人会纳闷儿,明明吃的感冒药,为什么会不管用呢?原因只有一个:因为他们只知道自己感冒了,而不知道感冒其实分为两种:一种是风寒感冒,另一种是风热感冒。既然是不同的感冒,治疗方法当然也是不一样的。

与风热感冒相反,风寒感冒是因风吹受凉而引起的感冒。患者除了会表现为头痛、鼻塞、流鼻涕、咳嗽外,还有几项明显的临床表现:比如,头后部疼痛,连带颈部转动都不灵活;怕寒怕风,通常要穿很多衣服或盖大被子才觉得舒服;流清涕,清涕呈白色或稍微带点黄;舌无苔或薄白苔,鼻塞声重;打喷嚏,流清涕,恶寒,不发热或发热不甚,无汗,周身酸痛,咳嗽痰白质稀,舌苔薄白,脉浮紧等。

由此看来,这种以寒证为主要表现的感冒,如果再用清热的药物来治疗,只会越清越寒,身体越来越虚,病情自然也会越来越严重。所以,采用辛温解表的治疗方法才是正确的。在中成药的选择上,"九味羌活丸""通宣理肺丸""小青龙合剂"是比较理想的风寒感冒药。

病例解析

甜甜是个活泼可爱的小女孩儿,前不久刚过5岁生日。有一天,她和小伙伴们在楼下喷泉偷偷玩水。当天晚上,甜甜就开始流清鼻涕。到了深夜,她又开始咳嗽,鼻涕也是流个不停。甜甜妈得知她白天着凉了,立即要带她去医院。可是,从小去怕了医院的她说什么也不肯。无奈之下,甜甜妈只好给她吃了点家里的备用药。一开始吃药,甜甜明显感觉好了点。可是停药了之后又突然发高烧。甜甜妈知道病是拖不得的,这才想办法说服甜甜去看医生。医生观察了下甜甜的症状,问她冷

第一章
小看了日常病，小病也会变大病

不冷，她使劲点点头。医生判断她是着凉了，随后又了解到她除了流清鼻涕、咳嗽，还有痰液咳不出来的症状，进一步诊断出她患了风寒感冒，就立即给她开了小青龙合剂，3次共30毫升。第二天，甜甜又吃了2次共20毫升，甜甜妈发现女儿的咳嗽好了很多，悬在半空的心终于放下来了。喝了不到五天小青龙合剂，甜甜的感冒就彻底好了，又恢复了往日的活泼。

小青龙汤

材料	麻黄、芍药、干姜、炙甘草、半夏、桂枝各10~15克，细辛、五味子各3~6克。
做法	①上药8味，以水1升，先煮麻黄去沫，纳诸药，煮取300毫升，去滓； ②口渴者，去半夏，加栝楼根9克； ③微利，去麻黄，加荛花（熬令赤色）5克； ④噎者，去麻黄，加附子（炮）1枚； ⑤若小便不利，少腹满者，去麻黄，加茯苓12克； ⑥若喘，去麻黄，加杏仁（去皮、尖）9克
用法	水煎，分2次温服。

"青龙"，是神话中东方木神，色主青，主发育万物。小青龙汤，是中医方剂名，它的现代制剂就是小青龙合剂。在临床上，小青龙汤主要用于治疗慢性阻塞性肺气肿、支气管哮喘、急性支气管炎、肺炎、百日咳、过敏性鼻炎、卡他性眼炎、卡他性中耳炎等属于外寒里饮证者。

功效细说

小青龙合剂方中麻黄、桂枝发汗解表，兼能宣肺平喘；芍药配桂枝

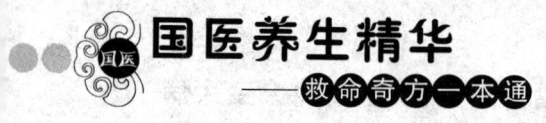

以调和营卫；干姜、细辛内以温化水饮，外以发散风寒；半夏燥湿化痰，蠲饮降浊；五味子健肺止咳，并防温药耗散肺气；甘草缓和药性。共成散寒解表，化饮平喘之剂。临床上，该方有平喘，抗过敏，扩张外周血管，升高皮肤温度，改善肾上腺皮质功能及肺功能等作用。

除了可以治疗外感风寒，小青龙合剂还有止咳、解痉、平喘作用。现代药理研究表明，小青龙合剂具有非常显著的止咳、平喘作用。从中医的角度来讲，哮喘的病理关键是痰，而小青龙合剂又具有宣肺平喘、温化寒痰、逐饮镇咳等功效。所以，对于那些伴随咳嗽痰多而稀，喘息干呕甚至吐清水，不渴，恶寒等症状的风寒激发者，服用本品一定颇有良效。

小青龙合剂不仅可以激活糖皮质激素受体和 β 受体，还能极大地加强应激反应，从而有利于哮喘的防治。此外，小青龙合剂还具有抗过敏作用，为此还进行了放射性免疫吸附试验。试验发现：放射变应原吸附试验值及血中组织胺值均比服前有所降低，CAMP 服药后明显上升；用豚鼠皮肤被动过敏 PCA 反应试验，服药后毛细血管通透性降低。

在我国民间和临床应用中，小青龙合剂有悠久的历史。它主要用于治疗肺炎咳嗽、风寒水饮喘咳痰稀等。西医诊断为急性支气管炎、肺炎、慢性支气管炎；急性发作和支气管扩张继发感染争性发作；感冒所致的咳嗽、痰多等症。小青龙合剂的疗效确切，功效显著。古往今来，它都可以说是不可多得的良方。

然而，传统剂型存在着口味不好、携带不便、质量不稳定等诸多缺点。这样一来，其疗效就会大打折扣。在这种情形下，小青龙合剂克服了以往的缺点，既确保了药物的疗效，又能方便患者服用，充分体现出了现代化高科技与传统医药的高度结合。

第一章
小看了日常病,小病也会变大病

> **宜忌事项**
>
> 1. 切忌烟、酒及辛辣、生冷、油腻食物。
> 2. 不宜在服药期间同时服用滋补性中药。
> 3. 有支气管扩张、肺脓疡、肺心病、肺结核患者出现咳嗽应去医院就诊。
> 4. 高血压、心脏病、肝病以及糖尿病和肾病患者、孕妇以及正在进行其他治疗者均应该在医生的指导下进行服用。

"玉屏风散",防感冒有一套

奇方也谈

- **来源**:元代医家朱震亨的《丹溪心法》。
- **成分**:由防风、黄芪、白术3味药物组成。
- **性状**:本品为棕色液体,味微甜。
- **功效**:表虚自汗,易感风邪;风雨寒湿伤形,皮肤枯槁。适用于汗出恶风,面色㿠白,舌淡苔薄白,脉浮虚等症。
- **用法**:每日2次,每次6~9克,大枣煎汤送服;亦可作汤剂,水煎服,用量按原方比例酌减。

流行病学调查显示,感冒是人类最常见的疾病之一,几乎所有人都

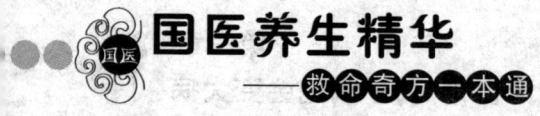

得过。那么，感冒究竟是怎么引起的呢？天气干燥，忽冷忽热，这些都能引起感冒。再加之过度疲劳、睡眠不足、心情不好以及体质虚弱，这些人更容易受到感冒的侵袭，成为可怜的"小病号"。

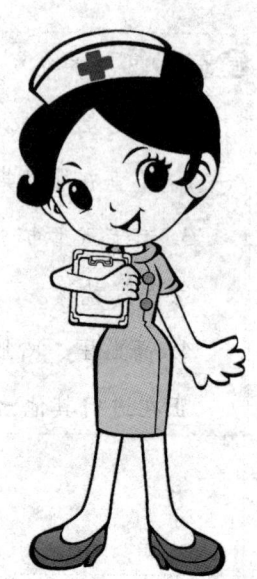

中医认为，那些体质虚弱者，之所以更容易患上感冒，其原因就在于他们体内的正气不足，肌表卫气不固，这才让外邪有空子可钻。《黄帝内经》中这样说，"上工治未病"。意思是说只有那些医术高明的医生，才能在疾病发生之前发现端倪，并及早进行预防，以防患于未然。所以，在气候寒冷的三九天，那些体质虚弱的人，因为抵御不住寒冷的侵袭，免不了会感冒发烧，而玉屏风散就成为了体质虚弱者预防感冒的一剂良方。

目前，玉屏风散已被做成各种剂型的成品中药，有胶囊、片剂、颗粒冲剂以及口服液等，但它们的功效都是一样的，服用起来也比较方便。中医研究还表明，玉屏风散是一种常用中成药，广泛应用于治疗儿科、呼吸科、五官科、皮肤科、妇科等临床各科疾病，具有调节人体免疫力之功效，并有中成药中的"丙种球蛋白"之美称。

病例解析

丁丁是一个7岁的小男孩，他自幼体质差，再加之经常性感冒，以至于他的身体也十分瘦弱，这让家里人伤透了脑筋。一开始的时候，家长一见丁丁感冒，就用抗菌药物来治疗。殊不知，正是因为经常性大量应用抗生素，使丁丁的抵抗力更低。后来，在亲戚的极力推荐下，丁丁家长才决定带着孩子去求助中医。就医时，丁丁家长主诉

第一章
小看了日常病,小病也会变大病

孩子的一些症状:表虚自汗,动辄感冒。医生对丁丁做了一番检查后,便立开了一张处方:防风、黄芪各30克,白术60克,共为粗末,每日2次,每次6~9克,加生姜3片,水煎服。坚持服用3~5天,并一再叮嘱家长让孩子多进行户外锻炼,多吃一些蔬菜和水果,补充维生素,以提高自身的抵抗力。丁丁家长回到家后,就按照医生所说,每天按时给丁丁吃药,只要有空就带他去户外活动。坚持服用了一段时间药后,丁丁的感冒次数果然明显减少,家长心中的烦恼也日渐消除了。

	玉屏风鸡汤
材料	黄芪20克,白术12克,防风10克,老母鸡肉200克,生姜1小块,食盐适量。
做法	①先将鸡洗净剁成小块,生姜洗净拍成散状; ②把以上准备好的食材与黄芪、白术、防风一起入锅,加水约800毫升; ③用大火煮沸后,再转小火炖至鸡肉烂熟,下食盐调味即可。
用法	每天1剂,吃肉喝汤,分次佐餐温服。

从玉屏风散的组方看得出来,防风、黄芪、白术等三味药物都是十分普通的药材,任何一家中药店都可以买到,价格也很实惠。所以,喜欢药膳的患者,完全可以自己在家制作"玉屏风"系列的药膳。虽然这道汤煲起来有点苦味,但吃起来却十分美味,再加之其营养丰富、健脾补虚、鲜味可口,所以非常适合一家人食用。

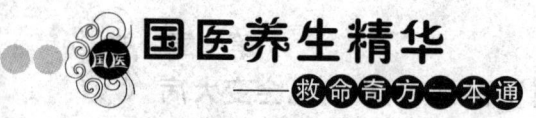

功效细说

从字面上看，玉屏风散这一取名，真是贴切又形象："玉"者，有珍贵、坚固之意；"屏风"，乃是室内门前挡风的家具；"散"表示该药为散剂，就是将药物研磨成粉后均匀混合而成。由此看来，玉屏风散就如同给那些体质虚弱者体内加了一面结实坚固的挡风墙，使风邪无法侵入。

在中医方剂里，玉屏风散有"玉屏组合少而精，芪术防风鼎足行"之说。这句话的意思就是玉屏风散药味组成少而精，仅由黄芪、防风、白术3味中药组成：黄芪是健脾补气药的代表药物，可大补脾肺之气，固表止汗，特别适合于治疗体虚盗汗，是其中的主药；白术能健脾益气，帮助黄芪加强益气固表的功能，是为辅药；防风也叫"屏风"，有祛风、镇痛、发汗、解热、抗菌等作用。前两味药，以扶正为主，防风则以祛邪为主。

以上三药共用，可以产生协同作用，使疗效大大增强，这便是"标本兼治"的巧妙结合。它可以提升患者的"正气"，以抵御外邪。此外，它还能治疗症状轻微的早期感冒，比如伤风后出现的鼻塞、怕冷等症状。因此，对于气虚的人而言，玉屏风散就是一剂强心剂。但要达到预防的效果，其根本途径是进一步增强抵抗力。然而，想要自己的身体状况有所改善，并非一朝一夕之功。所以，玉屏风散要达到一定的效果，需要一个较长的疗程。

在中医临床上，玉屏风散还可用于以下疾病的治疗：

呼吸道反复感染、哮喘、气虚感冒。 预防及防治儿童反复上呼吸道感染及支气管哮喘。每次用玉屏风散4.5～6克，一日3次，连续服用1个月。体虚感冒最有效。

虚汗。反复感冒，常出虚汗，主要原因在于气虚。气虚则卫阳不固，营阴不守，故经常感冒。治病必求于本，遇到感冒仅仅对症治疗是不行的。

过敏性鼻炎。玉屏风散以黄芪大补肺脾元气，白术健脾，防风祛风。如此配伍，黄芪得防风则祛而外无所扰，得白术则补脾而内存所据，犹如在人体表面形成一道屏障，邪自去，表自固。故在外邪侵袭前，得玉屏风散益气固表，自能御邪于外。

慢性荨麻疹。本病的风疹块常反复发作，瘙痒难忍，缠绵不断。用玉屏风散，每次9克，温开水送服，一日2次，1周一个疗程，一般1~2个疗程即可好转或痊愈。

多发性疖肿。本病常此起彼伏，难以治愈。用抗菌消炎药物多难以奏效，其发病机理往往与机体免疫力低下有关，可用玉屏风散每次9克，一日3次，温开水送服，半月一个疗程，一般服1~2个疗程即可好转或痊愈。

原发性血小板减少性紫癜。本病病因未完全明了，可能与自身免疫有关。常有血小板减少、出血时间延长、毛细血管脆性增加、四肢皮肤紫癜、瘀斑，并常伴有黏膜及内脏出血。取玉屏风散每次9克，一日3次，半月为一个疗程，一般服用1~4个疗程即可好转。

周围性面瘫。可用玉屏风散9克，一日3次开水冲服，15天为1个疗程，配合针灸治疗，一般3~4个疗程即可见效。

复发性口腔溃疡。其病因常未明确，一般认为与病毒感染、变态反应、内分泌失调、植物神经功能紊乱、精神紧张、多基因遗传等因素有关，症状为口腔黏膜溃疡反复发作。可用玉屏风散，每次9克，每天早中晚各用温开水送服1次，1周为一疗程。服药期间忌食辛辣生冷等刺激性食物，一般1~2个疗程口腔溃疡即可好转或痊愈。

慢性肾炎。 肾小球肾炎患者如果经常伤风感冒，常使病情反复发作。可在原有药物治疗的基础上加用玉屏风散6~9克，一日3次，温开水送服，1个月为1个疗程，可起到配合治疗的作用。

胃下垂。 本病多发生于身材瘦高、无体力形者，可用玉屏风散，每次9克，一日3次，开水冲服，可连续服用至症状缓解为止。

习惯性便秘。 用玉屏风散，每次9克，一日3次，温开水送服，5天为一疗程。

慢性结肠炎。 取玉屏风散，每次9克，一日2次，温开水送服，10天一个疗程，一般用药6~8天即可见效。

除此之外，玉屏风散还可以治疗小儿体虚多汗、原发性血小板减少性紫癜、口腔溃疡、慢性荨麻疹、美尼尔综合征、柯萨奇B病毒性心肌炎、慢性结肠炎、面神经麻痹、支气管哮喘、过敏性鼻炎、皮肤瘙痒症、习惯性便秘、原发性多汗等症状。中医研究表明，玉屏风散不仅能调节人体免疫力，还能增加抵抗力。

宜忌事项

1. 最好在饭前服用，避风寒，忌生冷、油腻饮食。
2. 属外感风邪，营卫失和之自汗或阴虚盗汗，则不宜使用。
3. 忌辛辣和海产品，忌烈酒和浓茶。
4. 小儿、孕妇及其他慢性疾病患者应在医生的指导下服药。

第一章
小看了日常病，小病也会变大病

胃肠型感冒，喝点"藿香正气水"

奇方也谈

- **来源**：宋代太平惠民合剂局的《太平惠民和剂局方》。
- **成分**：由苍术、陈皮、厚朴（姜制）、白芷、茯苓、大腹皮、生半夏、甘草浸膏、广藿香油、紫苏叶油10味药物组成。
- **性状**：本品为深棕色的澄清液体（久贮略有浑浊），味辛、苦。
- **功效**：解表化湿，理气和中。适用于外感风寒，内伤湿滞或夏伤暑湿所致的感冒，症见头痛昏重，胸膈痞闷，脘腹胀痛，呕吐泄泻，胃肠型感冒见上述证候者。
- **用法**：口服，每次5~10毫升，每日2次，用时摇匀。

胃肠型感冒是感冒的一种，是胃肠道不舒服的一种统称。其实，很多人都曾患胃肠感冒，尤其是在炎热的夏季，如果在饮食方面稍有大意，吃一些辛辣、生冷，或者不易消化的食物，就会感觉肠胃不舒服，这就说明你已不幸"中招"了。

那么，何为胃肠型感冒？它主要是由一种叫"柯萨奇"的病毒引起的，同时伴有细菌性混合感染。在医学上，胃肠性感冒又称"呕吐性上感"，它的主要症状如下：

呕吐。胃部因病媒菌或其他毒性物质进入，导致胃体肌肉刺激收缩，将胃内容物排出体外。

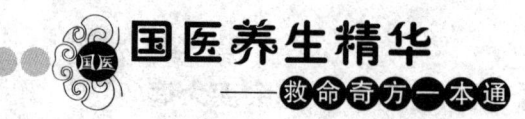

腹泻。主要为肠子受到刺激而分泌物大量增加，影响吸收的功能，造成肠腔内的水分过多，外加肠蠕动也增加，所以排出的大便都是稀便。

腹痛。因肠蠕动较正常时加倍增快而感觉到疼痛，或是肠壁上的黏膜因发炎而红肿痛，红肿虽然看不到，但是可以感觉到疼痛。

中医学认为，在这种病态下，如果以止泻药物进行治疗，非但不会缓解病情，反而还会延误了病情。因为胃肠型感冒的发病诱因主要来自于外部刺激，尤其是在天气冷暖变化时发生的更为频繁。一方面是由于冷空气对肠胃有一定的刺激作用，另一方面是由于不正常的生活习惯和不良的饮食等。

曾有一位中医专家忠告胃肠型感冒患者，他这样说，"感冒就怕入脏腑"。意思是说，如果病毒影响到肝、肾等脏器，就会大大增加肝肾的负担；如果病毒侵入心脏、大脑等器官，就会导致病毒性心肌炎、病毒性脑炎等其他疾病。当症状日渐加重时，之所以先要选择服用藿香正气水，以免贻误治疗，引起其他并发症，是因为藿香正气制剂（藿香正气滴丸）具有两项主要功能：一是解表，即解除肌体表层病邪；二是和中，即调和胃肠道。而藿香正气制剂的这两项功能正好可以对应胃肠型感冒的两个方面。

病例解析

前段时间，谢小姐还有她的父母相继出现了食欲差、恶心、呕吐、腹痛、腹泻的情况，一开始，他们一家都以为是吃坏了肚子或受凉引起的。于是，他们自行买了一些治疗肠胃炎的药服用。但是服用了几天后，病情仍然不见好转。最后他们一家来到医院就诊，医生检查后诊断为"胃肠型感冒"。谢小姐很是奇怪，怎么会是感冒呢？医生告诉她

第一章
小看了日常病，小病也会变大病

说：发烧、头痛、咳嗽、流涕、周身不适是人们熟知的感冒症状，而食欲差、反酸、烧心，以至恶心、呕吐，有时还伴有轻微腹痛、水样腹泻等症状的确很难让人联想到是感冒，但却是"胃肠型感冒"的主要症状。随后，医生给谢小姐一家开了藿香正气水，告诉她一次的量是半支到一支，即5~10毫升，一日2次，用时必须要摇匀。并叮嘱回去后一定要让她的父母多喝水，不要喝冰冻的饮品；多吃新鲜的蔬菜和水果；多吃容易消化的食物；做到房间内空气流通。在此期间，还要尽量少去人多拥挤的公共场所。按照医嘱，连续服用了一段时间之后，谢小姐一家所患的胃肠型感冒症状就彻底消失了。

藿香正气粥

材料	藿香10克，陈皮、紫苏各5克，大米50~100克，白糖适量。
做法	①先将上药研末，每次取10克，用布包煎，取汁去渣； ②用大米煮粥，待粥将熟时，再加入药汁； ③再煮1~2分钟沸即可。
用法	每日2~3次，温服。

藿香，别名枝香、排香草、野藿香、土藿香、杜藿香，是唇形科一年生或多年生草本植物广藿香的全草，其根亦供药用。这道藿香正气粥不仅可以解暑祛湿、理气开胃、和胃止呕，还适用于急性胃肠炎、腹痛呕吐、肠鸣泄泻、头脑昏痛、发寒热、胸脘痞闷、食欲减退等症状。

功效细说

藿香正气水，是夏季家庭小药箱中的常备中成药，主要由藿香、苍术、陈皮、厚朴、白芷、茯苓、大腹皮、半夏、甘草、紫苏等中药组

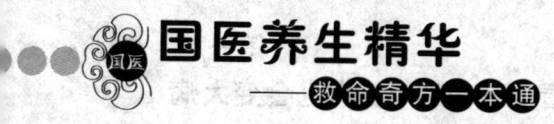

成，具有散寒化湿、和中祛暑的作用。人们常用它来治疗脘腹胀痛、呕吐腹泻以及胃肠型感冒等。

藿香味苦，性微温，是中医临床上常用的理气祛湿药，以祛暑解表、化湿和胃为主要功效。可以消除暑热所致的头晕、头痛、胸脘痞闷、呕吐及泄泻等症。所以，人们都把它当作解暑和防治中暑、夏季感冒的良药。

其实，近几年的临床研究表明，藿香正气水还可以治疗下列疾病：

小儿痱子。痱子是婴幼儿及小儿常见病，多发于夏季，若不及时治疗可引起痱子融合导致脓疮，从而继发感染。用藿香正气水治疗小儿痱子，效果较好。可取藿香正气水1支，按比例加凉开水或生理盐水稀释，稀释浓度为：不满3个月者，药液与水比例为1∶3；4～12个月者，药液与水比例为1∶2；超过1岁者，药液与水比例1∶1。用药之前先用温水将局部洗净擦干，然后用消毒药棉蘸稀释后的药液涂擦患处，每日2～3次。

蚊虫叮咬。夏日若不慎被蚊虫"侵袭"，可用藿香正气水外涂患处，半小时左右可减轻或消除瘙痒感。

足癣。将患足用温水洗净擦干，将藿香正气水涂于足趾间及其他患处，早晚各涂1次，治疗期间最好穿透气性好的棉袜、布鞋，保持足部干燥，5天为1疗程，一般1～2个疗程即可见效。

湿疹。每日用温水清洗患处后，直接用藿香正气水外涂患处，每天3～5次，连用3～5天。

晕车晕船。乘坐车、船前，可用药棉蘸取藿香正气水敷于肚脐内，也可在乘车前5分钟口服一支藿香正气水（儿童酌减），可预防晕车晕船。

第一章
小看了日常病，小病也会变大病

慢性荨麻疹。慢性荨麻疹是皮肤科常见疾病，致病因素较多，发病机制复杂，藿香正气水对本病有一定的治疗作用，患者可口服藿香正气水 10 毫升，每日 3 次，连服 2 周为 1 疗程（若伴有喉头水肿、休克、发热者、近 2 周来曾用过皮质激素治疗者以及阴虚火旺者不宜采用此方法）。

婴幼儿腹泻。取干净纱布一块，折叠成 4~6 层置于患儿肚脐处，将藿香正气水置水中预热，待药温适宜时倒入纱布上，以充盈不溢为度，用塑料布覆盖纱布后，再用医用胶布固定，2~3 小时后取下，每日 2~3 次，一般 2 日即可见效。对于腹泻较重、中度以上脱水者要及时补液。

外阴瘙痒。外阴瘙痒者，可将藿香正气水用凉开水稀释 50 倍后清洗外阴（男女皆可用），洗后不但瘙痒等症状缓解或消失，而且局部有清爽感。

外痔。取藿香正气水 20 毫升，加凉开水 1000 毫升稀释后，以药棉擦洗，每日 2 次，有消炎止痛的作用。

值得注意的是，近年出现了一种备受好评的新剂型——藿香正气滴丸。藿香正气滴丸主要通过水溶提取，不含乙醇（酒精），没有刺激性气味，口感也比较好。不仅如此，它还保留了藿香正气水极易挥发的特点，在口服后约 6 分钟可溶解吸收，从而发挥了滴丸剂型高效、速效的特点。之后，它就被作为急救药品日常使用。再加之其卓越的疗效特点，临床上除了应用于胃肠型感冒的治疗，也广泛应用在对空调病、急性胃肠炎、痢疾以及夏季中暑等的防治。它不仅可作为居家旅行的必备药，也成为了人们四季常备的药品。

> **宜忌事项** ***************************
>
> 1. 忌烟、酒及辛辣、生冷、油腻食物,饮食宜清淡。
> 2. 不宜在服药期间同时服用滋补性中药。
> 3. 有高血压、心脏病、肝病、糖尿病、肾病等慢性病严重者应在医师指导下服用。
> 4. 儿童、孕妇、哺乳期妇女、年老体弱者应在医师指导下服用。
> 5. 吐泻严重者应及时去医院就诊。
> 6. 本品含乙醇(酒精)40%~50%,服药后不得驾驶飞机、车、船,从事高空作业、机械作业及操作精密仪器。

风热感冒,"桑菊感冒片"效果佳

奇方也谈

- **来源**:清代名医吴鞠通的《温病条辨》。
- **成分**:由桑叶、菊花、连翘、薄荷素油、苦杏仁、桔梗、甘草、芦根8味药物组成。
- **性状**:本品为淡棕色至棕褐色的片,气微香,味微苦。
- **功效**:疏风清热,宣肺止咳。适用于风热感冒初起,头痛,咳嗽,口干,咽痛等症。
- **用法**:口服,每次4~8片,每日2~3次。

第一章
小看了日常病，小病也会变大病

风热感冒，是春夏秋冬常见的外感病，尤以夏、秋两季最为多见。如今，在许多家庭中，都提前准备了一些治疗感冒的中成药，以备不时之需。也许有人为此困惑不已，为何我服用了感冒药，但感冒的病症却并没有减轻，其关键就在于他们没有辨证用药。

《诸病源候论·风热候》中曾这样记载："风热病者，风热之气，先从皮毛入于肺也。肺为五脏上盖，候身之皮毛，若肤腠虚，则风热之气，先伤皮毛，乃入肺也。其状使人恶风寒战，目欲脱，涕唾出。"

中医认为，风热感冒是风热之邪犯表、肺气失和所致。主要的表现症状是：发热重、微恶风、头胀痛、有汗、咽喉红肿疼痛、咳嗽、痰黏或黄、鼻塞黄涕、口渴喜饮、舌尖边红、苔薄白微黄。风热感冒的治疗方法应以辛凉解表为主，并选用菊花、薄荷、桑叶等药物。其代表方剂为银翘散、桑菊饮等。

在炎热的夏季，汗流浃背时如果突然走进温度过低的空调房间里，或是正对着风扇猛吹一阵子。在这种情况下引发的感冒，就属于风热感冒，出现的症状一般是头痛、鼻塞、流涕、咳嗽等。这时候，你就要选择一种具有辛凉解表功效的中成药，比如，"板蓝根冲剂""银翘解毒片（片）""羚翘解毒丸""桑菊感冒片"等，都是不错的选择。如果发热较重、咽喉肿痛明显，也可以配服双黄连口服液（冲剂）、清热解毒口服液等，这些药都具有较好的清热、解毒作用。

病例解析

贝贝是一个四川女孩，今年23岁。近日，因为工作的原因，她需要在内蒙古鄂尔多斯待一段时间。虽然是夏季，但没想到那边昼夜温差有点大，早晚需要穿长袖，她带去的衣服都是短袖之类的。所以去那边没两天就感冒了。最初，她只是感觉四肢酸软无力，头也有点痛，第二

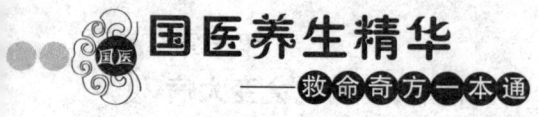

天，贝贝就开始频繁地打喷嚏、流鼻涕，还伴随轻微的咳嗽。到晚上的时候，她的咳嗽开始加剧，她发现咳出的痰液色黄，还呈黏稠状态。于是就到楼下的小诊所拿了一盒感冒软胶囊。可是，服了一天之后完全没有好转的迹象，而且开始发起烧来。无奈之下，贝贝只好打车去医院就诊。医生检查后认为，贝贝只是属于普通的风热感冒，并给她开了退烧药和桑菊感冒片。贝贝遵从医生的叮嘱，按时按量服药两三天后，之前的那些感冒症状就有所减轻了。

桑菊疏风散热茶

材料	桑叶10克，菊花5~10克。
做法	①将以上两种药物一起加入大茶杯或茶壶中； ②冲入适量沸水； ③加盖，静置5分钟左右即可。
用法	每天1~2剂，代茶水频频饮用，可视情况续水，以味淡为宜。

桑菊疏风散热茶是一款非常不错的茶。如果觉得它的功效还不够理想，你也可以选择在里面加入5克左右的干品薄荷。因为薄荷具有发汗解热、疏散风热、行气止痛的功效。中医研究表明，它还能放松肌肉、减轻肌肉僵硬与疼痛。对于伤风感冒所引起的身热头痛、牙床肿痛、肌肉疼痛等症都有很好的治疗和缓解作用。

功效细说

桑菊感冒片是一种常用药物，桑叶、菊花、连翘、薄荷素油、苦杏仁、桔梗、芦根、甘草等都是它的主料，它的辅料为蔗糖、硬脂酸镁这两种。

第一章
小看了日常病，小病也会变大病

桑叶，性寒，味苦、甘，可以作用于人体肝肺二经，具有散风除热、清肝明目之功效。

菊花，具有清热解毒、辛凉解表的作用，可用于缓解风热感冒引起的多种症状。与桑叶合用，可以提升彼此的功效，使缓解和调治风热感冒的效果更好。

连翘，清热解毒，消肿散结，疏散风热。

薄荷素油，疏散风热，清利头目，利咽，透疹，疏肝行气。

苦杏仁，降气止咳平喘，润肠通便。用于咳嗽气喘，胸满痰多，肠燥便秘。

桔梗，宣肺，利咽，祛痰，排脓。

芦根，清热泻火，生津止渴，除烦，止呕，利尿。用于热病烦渴，肺热咳嗽，肺痈吐脓，胃热呕哕，热淋涩痛。

甘草，清热解毒，调和药性，需要指出的是，对于女性而言，若是在月经期间患了风热感冒，也是可以服用桑菊感冒片的，一般不会对月经有影响。但有一个前提条件，服药期间，千万不要吃冰凉、辛辣的食物，这样身体才会慢慢康复起来。

宜忌事项 ****************************

1. 忌烟、酒及辛辣、生冷、油腻食物。

2. 不宜在服药期间同时服用滋补性中药。

3. 风寒感冒者不适用。

4. 有高血压、心脏病、肝病、糖尿病、肾病等慢性病严重者应在医师指导下服用。

5. 儿童、孕妇、哺乳期妇女、年老体弱及脾虚便溏者应在医师指导下服用。

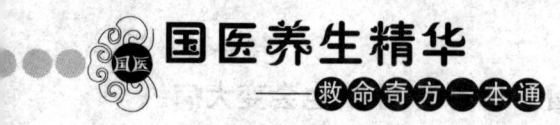

"当归龙荟丸",让高血压不再高

奇方也谈

● **来源**:金代名医刘完素的《医学六书》。

● **成分**:由当归(酒炒)、龙胆(酒炒)、芦荟、青黛、栀子、黄连(酒炒)、黄柏(盐炒)、黄芩(酒炒)、大黄(酒炒)、木香、人工麝香11味药物组成。

● **性状**:本品为黄绿色至深褐色的水丸,气微,味苦。

● **功效**:肝胆火旺,心烦不宁,头晕目眩,耳鸣耳聋,胁肋疼痛,脘腹胀痛,大便秘结。适用于治疗慢性粒细胞型白血病,胆道蛔虫,狂症,胆囊炎,便秘等症。

● **用法**:水丸剂:每20粒重3克,成人每次6~9克,每日2次,空腹服。7岁以上儿童服成人1/2量,3~7岁儿童服成人1/3量。汤剂:每日1剂,水煎服。

高血压病是最为常见的一种慢性疾病。很多人在体检或因病就医测血压时,才发现自己患有高血压。有人曾把高血压比喻成"无声杀手"。很多高血压患者因为早期无症状或症状不明显,就产生了一种"还没有到需要就医吃药治疗的时候"的错觉,但事实并非如此。如果高血压长期不能得到控制,就会引发其他并发症,比如,视网膜病变、肾脏病变、心脑血管病等。这时候才想到去医院就诊治疗,很可

第一章
小看了日常病，小病也会变大病

能早已错失了良机，器官病变已到了不可逆转的地步。更为甚者，还危及到了个人性命。

那么，到底是什么原因导致高血压的发生？

生活不规律、精神紧张、心理压力大。调查发现，那些长期生活不规律，精神压力过大的人，患高血压病的几率最大。比如，驾驶员、证券经纪人、医生以及新闻工作者等人群，这些人的生活不规律，精神时刻处于紧张状态，再加上没有时间去放松锻炼。所以，他们的发病率比普通人群要高出很多。

身体肥胖超重。肥胖的青少年儿童得高血压的比率也较高。有关资料显示，25～40岁的人群，正常体重下患病率为11.3%，而肥胖者患病率达到44.5%。我国的人群研究结果证明，体重指数偏高，是血压升高的独立危险因素。

长期大量吸烟饮酒。吸烟可以加速动脉粥样硬化，心跳加快，收缩压和舒张压升高。因此，吸烟者更容易患恶性高血压，且易死于蛛网膜下腔出血，而且烟里面的主要成分尼古丁会大大影响降压药的疗效。另外，大量饮酒、膳食中过多的饱和脂肪酸或不饱和脂肪酸与脂肪酸比值过低，也会导致血压升高，形成高血压。

中医认为，在高血压的治疗上，要以扩张、软化血管和滋阴潜阳、平息气血为原则。不过，现在临床上所应用的降压药都有一定的副作用。因此，许多患者在治疗时，都比较倾向于选择中药或者食疗。如果选择的是中成药，尤其是生活不规律、心理压力大所引起的高血压，可以放心选择"当归龙荟丸"。

在古代，当归龙荟丸曾被用来治疗肝胆火旺、心神不宁所致的头晕目眩、耳鸣耳聋、胁肋疼痛、脘腹胀痛以及大便秘结之症状。而到了现代，人们又用它来治肝阳上亢所致的高血压及缓解其他高

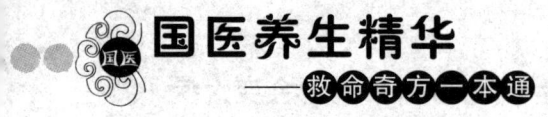

血压所致的其他症状。当归龙荟丸除了丸剂，还有片剂和胶囊，服用起来十分方便。

病例解析

朱太太今年63岁，患高血压大概有三四年了。一开始的时候，只是偶感头痛、头昏，她没太放心上，以为只是小毛病。后来症状更加明显，开始有了消化不良、便秘等症状。自那以后，她的生活就变得苦不堪言，外出的次数也减少了，就怕血压突然升高发生意外。后来，在一个朋友的推荐下，朱太太决定去医院就诊。经过医生的一系列排查，诊断出她是内热导致的高血压，进而引起消化不良、便秘等症状，需要服用当归龙荟丸。朱太太回去之后，按照医生的叮嘱，定时定量服用当归龙荟丸，每天严格控制油、盐等的摄入量，肉类食物量也减了一大半。坚持了一段时间后，朱太太的头痛和便秘就完全好了，血压下降了不少，心情也变好了，整个人看起来面色红润有精神。

当归龙荟茶

材料	当归、龙胆草各10克，芦荟2克。
做法	①将以上3味一起研为粗末，并用双层纱布裹好； ②把做好的茶包放入茶壶或茶杯中，冲入适量沸水； ③静置5分钟左右即可。
用法	每天1剂，当日饮完。

如果你喜欢食疗，就可以选用"当归龙荟丸"中的几味药材来制成药膳，这样食用既健康又实惠。不过，因为本方中的主药龙胆草和芦荟都属于味苦的药材，比较合适的食用方法就是用它来煎汤或者泡茶喝，也会起到事半功倍的效果，当归龙荟茶就是一个很好的选择。

第一章
小看了日常病,小病也会变大病

> **功效细说**

当归龙荟丸,在清肝泻火、理气通脉、消滞化瘀方面的功效十分理想。它主治肝胆实火,头晕目眩,神志不宁,甚则惊悸抽搐,谵语发狂;或胸腹胀痛,大便秘结,小便赤涩。在现代临床上,当归龙荟丸又被用于治疗急慢性胆囊炎,胆石症,胆道蛔虫症,习惯性便秘等。此外,它也可用于治疗白血病,真性红细胞增多等病症。

在当归龙荟丸的主要成分中,当归、龙胆草、芦荟是主料。

当归,有补气活血、理气化滞等功效。不仅可以清除血液中的一些垃圾,推动血液循环,还能有效缓解高血压气血逆乱的现象。中医研究发现,当归中的提取物可以加快人体微循环,降低血黏度、调节血脂及人体免疫等功效,降压效果十分显著。

龙胆草,是一种极其苦寒的药材,它的主要功效是除湿热、除肝火、平逆乱。因此,无论是饮食不节所导致的高血压,还是肝阳上亢所致的高血压,它都可以有效缓解高血压引起的头痛、肋痛、双眼红赤等一系列不适之症。

芦荟,味苦性寒,也是一种以清肝、杀虫等为主要功效的清热药。对于高血压所引起的头痛、目赤等症状有着很好的疗效。

当归、龙胆草和芦荟合用,既有理气化滞、清血降脂的功效,又有潜阳平肝的功效。即使是不同类型高血压症状的治疗,也能够起到缓解作用。但需要特别注意的是,芦荟具有泻下的功能。所以,对于它的用量,一定要控制得当。一般来说,每人每天以1.5~4.5克为宜。否则,可能会引起腹痛、腹泻等不良症状的发生。

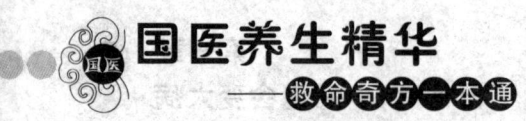

宜忌事项 ∗∗∗∗∗∗∗∗∗∗∗∗∗∗∗∗∗∗∗∗∗∗∗∗∗∗∗∗∗

1. 忌烟、酒及辛辣、油腻食物。

2. 心脏病、肝病、糖尿病、肾病等慢性病患者应在医师指导下服用。

3. 服药后大便次数每日2~3次者，应减量；每日3次以上者，应停用并向医师咨询。

4. 小儿、年老体弱及脾胃虚寒者慎用，若需使用，必须在医师指导下使用。

5. 服药3日后症状无改善，或加重者，应立即停药并去医院就诊。

"阿胶黄精丸"，贫血者的良药

奇方也谈

- **来源**：明代名医张景岳的《景岳全书》。
- **成分**：由阿胶、黄精、羊胎素、白芷、百合5味药物组成。
- **性状**：本品为棕色的大蜜丸，气芳香，味微甜，略辛。
- **功效**：补血养血，补气活血，补养五脏，强身安神。适用于气血不足所导致的身体虚弱、心神不安等症。
- **用法**：口服，每日3次，每次15~20丸。一个服用周期为30天。

第一章
小看了日常病，小病也会变大病

贫血，是生活中常见的疾病之一，特别是在女性、婴幼儿中最为常见。贫血并非是一种独立疾病，可能是某种疾病（有时是较复杂的疾病）的重要表现。因此，一旦发现贫血，就必须立即了解病因，并及早进行治疗。那么，贫血的症状主要包括哪些？

贫血的一般症状，最常表现在头晕、耳鸣、注意力不集中、反应迟钝、失眠、嗜睡等。除此之外，皮肤黏膜也会变得苍白，指甲和脸皮也呈现出苍白、无光泽等状态。同时，食欲减退、腹部胀气、恶心、便秘等消化系统症状最为多见，严重者还可能会出现晕厥，甚至神志模糊等症状。特别是老年患者，如果出现以上症状，切不可怠慢，一定要有所警惕。

除了上述症状之外，贫血还有神经系统的症状。由于人体缺铁导致的血红蛋白数量减少，进而导致血红蛋白的运氧能力下降，人体在缺氧的情况下，四肢会软弱无力，更容易感到疲劳。此外，对于心肌缺氧者，在进行了一段体力劳动之后，更容易出现心悸、心跳加快等不良症状。而长期贫血则会导致贫血性心脏病，不但心率有所变化，还会有心律失常和心功能不全等症状。

在女性身上，贫血有其独特的症状，那就是生殖系统的症状。很多女性由于经期流血过多而引起贫血，长期失血过多而又不注意补血。久而久之，就会大大加剧贫血，经期变短、经量减少也是女性贫血的特有症状之一。

当然，对于大部分患者而言，他们可以直接从表面判断是否贫血。但想要确定贫血的程度，必须要通过科学的医疗方式来判断。对于严重的贫血患者，单独的食物营养已经是供不应求。因此，想要彻底将它治愈，必须要依靠药物的力量。如果你想要选择效果好一些的中成药，"阿胶黄精丸"就是不错的选择。因为它是以阿胶、黄精为主要药材，

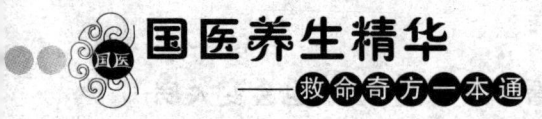

既能补血强身，又能改善体质。无论是治疗缺铁性贫血，还是再生障碍性贫血、血小板减少等血液病，它都可以达到一定的疗效。

病例解析

姚先生是一个工作狂，平时应酬多，也不按时吃饭。即使吃饭也毫不注意，总是草草了事，而且他的每餐几乎都是方便面、快餐。后来，在一次单位体检中，医生告诉他得了营养性贫血，他有点半信半疑。几个月后，他发现自己面色发白、唇舌发黄，还经常感到疲倦乏力、头晕眼花。更为严重的是，他居然吃不香、睡不着，有时甚至彻夜难眠。姚先生实在不堪重负，于是抽空去了医院。医生了解了姚先生的病症，又仔细做了面部望诊，随后给他开了阿胶黄精丸。一开始，姚先生还有点不太愿意吃。在家里人的监督和关心下，姚先生坚持吃了一段时间阿胶黄精丸。慢慢地就感觉到精神好多了，头晕眼花的情况没有了，而且晚上睡觉也安稳了。有了好的身体，当然也就有充沛的精力去工作了。如今的姚先生就像变了个人一样，每天都精神抖擞，身体也一天天恢复健康了。

阿胶黄精粥

材料	阿胶粉、黄精各10克，大米50~100克，红糖适量。
做法	①将大米淘洗干净后，入锅添水适量，并用大火烧煮； ②黄精研成粉末，待粥煮沸后和阿胶粉、红糖一起加入锅中； ③用小火熬煮至粥成即可。
用法	代餐食，每天1剂，可分次温服。

自古以来，阿胶就是一种名贵的补血药，与人参、鹿茸被人们并称为"滋补三大宝"。对于很多贫血患者，包括一些严重贫血患者，都曾

第一章
小看了日常病，小病也会变大病

提出通过食疗的方法来调治自己的贫血。这道阿胶黄精粥，就有很好的益气、养血、止血的功效。

功效细说

阿胶，其入药始于汉代或更早。对于血虚的人来说，阿胶是一剂不可缺少的良药，具有良好的补血作用。同时，阿胶还具有耐缺氧、抗疲劳，增强肌体免疫力的作用。中医认为，阿胶味甘性平，以滋补阴血、润燥补肺、止血安胎、强身健体、延年益寿等为主要功效。

在"阿胶黄精丸"的诸多成分中，黄精为主打药物。黄精，又名老虎姜、鸡头参。属百合科植物滇黄精、黄精、或多花黄精的干燥根茎，是我国一味传统的中药材。在古代的养生家眼里，黄精是一味有良效的延年益寿之品，也是一种药食两用的药材。其功效主要是滋肾润肺，补脾益气。主治脾胃虚弱，体倦乏力，口干食少，内热消渴，肺虚燥咳，劳嗽久咳，肾虚头晕，腰膝酸软，须发早白等症。

阿胶与黄精合用，既能治疗贫血，又能强健身体。虽然这两种药合用治疗贫血有良效，但也不是吃得越多越好，也需要定时定量去吃。此外，阿胶黄精丸还可以治疗以下症病：

治疗血液病。治疗缺铁性贫血、再生障碍性贫血、血小板减少、白细胞减少等症效果明显，治疗贫血的药方中含有阿胶的中成药有：阿胶补血口服液、阿胶黄精丸、复方阿胶浆、当归养血丸等。

调养月经病。阿胶以滋阴补血为主，兼祛瘀血，并有一定的止血效果。月经病、血虚者都可用阿胶补益。血多者用来固摄，血少者用来行血。

防治老年病。临床上充分发挥阿胶的养血、补血、益气的作用。用来调治多种老年性疾病，如更年期综合征、失眠、病态窦房结综合征、低血压、糖尿病、风湿性关节炎、骨质疏松、老年痴呆等。

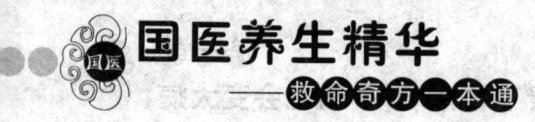

增强体质和美容。阿胶不温不燥，老少皆宜，一年四季均可用，是强身健体的滋补佳品。孕妇产前产后服用阿胶有利于胎儿的发育成长和产后身体的恢复。阿胶富含蛋白质降解成分，能起到滋润皮肤的作用，有利于皮肤的保健，使用后会使面色红润，肌肤细嫩，有光泽，而且有一定的祛斑效果，所以可以用它来护肤养颜。

宜忌事项 ∗∗∗∗∗∗∗∗∗∗∗∗∗∗∗∗∗∗∗∗∗∗∗∗∗∗∗∗

1. 忌油腻食物。
2. 感冒病人不宜服用。
3. 凡脾胃虚弱，呕吐泄泻，腹胀便溏，咳嗽痰多者慎用。
4. 本品宜饭前服用。

便秘，试试"增液汤口服液"

奇方也谈

● **来源**：清代名医吴鞠通的《温病条辨》。

● **成分**：由玄参、麦冬、生地3味药物组成。

● **性状**：本品为水煎剂。

● **功效**：滋阴清热，润肠通便。适用于阳明温病，津液不足，大便燥结，口渴，舌干红，脉细数或沉而无力等症。

● **用法**：上药用水1.6升，煮取600毫升，口干则予饮令尽。不大便，再服。

第一章
小看了日常病，小病也会变大病

便秘是临床一种常见的复杂症状，一般表现为：便意少，便次也少；排便艰难、费力；排便不畅，大便干结、硬便，排便不净感；便秘伴有腹痛或腹部不适。对于部分患者来说，还伴有失眠、烦躁、多梦、抑郁、焦虑等精神心理障碍。便秘虽然不是大病，但如果长期便秘，也会诱发其他疾病，比如乳腺疾病、早老性痴呆症等，这在临床上都是有很多真实病例的。

"知己知彼，百战不殆"。所以，要想有效治疗便秘，首先要了解引起便秘的四大原因：

不良的排便习惯。很多人喜欢在上厕所时看报纸、玩手机。这样，不仅拖延了大便时间，也使粪便在直肠内停留时间过长而让排便感觉消失，从而形成习惯性便秘。

不良的饮食习惯。对于女性而言，因为爱美而过分控制饮食，导致纤维素和水分不足，对肠道不能形成一定量的刺激，让食物残渣在肠内停留时间过长，从而使粪便干燥。

不良的心理因素。众所周知，情绪紧张、忧愁焦虑、注意力高度集中于工作，或在精神上受到惊恐等强烈刺激，都会导致大脑皮层和植物神经紊乱，出现便意消失的不好现象。

不良的用药习惯。便秘时，大多数人都喜欢用泻药来解决便秘的问题。殊不知，正是因为长期使用刺激性泻药，减弱了肠壁的应激性，从而导致便秘加重。

然而，无论是哪个原因引起的便秘，都可以用滋阴清热、润燥通便的方法来进行调理。平日里，除了多加强饮水，多吃一些新鲜的水果外，还要有针对性地选择一些滋阴清热、润燥通便的食材。比如，绿豆、生萝卜、新鲜的莲藕、蜂蜜等都是可以的。如果想要用药物来进行调理的话，你不妨试试"增液汤口服液"，效果很是不错呢。

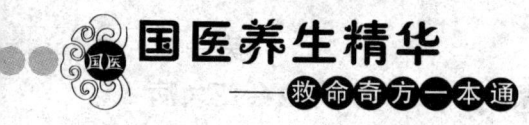

病例解析

68岁的孙大爷曾经是一名军人,在他的一生中,几乎没有生过什么大病。3年前,不知是何原因,孙大爷患上了顽固性便秘,有时候他连续三四天不大便,严重的时候连续一个星期都不解大便。为此,孙大爷遭了不少罪,家里人也很是心疼他。一个月前,经邻居推荐,孙大爷来到大医院中医内科就诊。医生耐心地听孙大爷自述病状,随后就用"增液汤"为他进行治疗。孙大爷按照医生所说,坚持服用了几天后,病情就有所缓解了。医生解释说,除了阴虚体质的人之外,久病、虚弱的人群也易患顽固性便秘。对于年轻人的便秘,一般采取补气健脾的疗法,服用一些生白术、黄芪为主的汤药即可。而对于老年患者来说,多伴有腰酸、夜尿多等症状,服用的汤药要以济川煎、肉苁蓉为主。

增液排骨汤

材料	玄参10~15克,麦冬10克,猪排骨100~200克,生姜、食盐各适量。
做法	①猪排骨洗净并剁成小块,入沸水锅中焯净血水,生姜洗净切片; ②把以上处理好的食材和玄参、麦冬一起放入汤锅中,添水约800毫升; ③煲至猪排骨熟透,拣出玄参和麦冬即可。
用法	每天1剂,食排骨喝汤,可分次佐餐温服。

近年来,中医药膳这种药食结合、养疗一体的传统医疗保健方法,越来越受到人们的关注和推崇。这道增液排骨汤以玄参、麦冬和生地为材料,能滋阴生津、治疗便秘,适合便秘患者常用。

> 功效细说

"增液汤口服液"，是由玄参、麦冬和生地这3味药材制成的中成药，也是治疗津液不足、大便燥结、舌干红等病症的一剂良药。

玄参，性寒味苦，以滋阴生津、清热凉血、解毒散结为主要功能。一直以来，它都被用于温热病，比如骨蒸身热、烦渴失眠、津伤便秘等阴液亏损所致的多种病症的治疗。

麦冬，是一种十分常见的养阴生津药材。中医认为，它性微寒，味甘微苦。既可以主治肺燥干咳、津伤口渴等病症，也能有效地对付肠燥便秘。

生地，是地黄的块根，也是一种传统中药，有清热凉血、益阴生津的功效。所以，只要对症用药，便秘就能得到缓解。中医还推荐了以下三款增液汤：

清热增液汤。生地黄12克，枳实、元参各10克，黄连5克，西洋参6克。主要用于热结阴亏、燥屎不下。临床表现为大便干结、小便短赤、面红心烦，或有身热、口干口臭、腹胀或痛、舌红苔黄燥、脉滑数等症。

补气增液汤。黄芪30克，枳壳15克，知母12克，元参、太子参各10克。主要用于气虚阴亏、燥屎不下。临床表现为形体消瘦、咽干少津、大便燥结或软，日久不行，虽有便意，努挣乏力、难于解下、挣则汗出、气短、便后虚疲至极。

补血增液汤。当归、肉苁蓉各12克，生地20克，枳壳、元参各10克。主要用于血虚阴亏便秘、燥屎不下。临床表现为大便干燥、排便困难、形体消瘦、心慌头晕、唇甲淡白、咽干少津、面色不泽、舌质淡或舌红少津、脉细或细数无力等症。

从以上分析不难看出,玄参和麦冬都是养阴生津的药材,对身体阴津亏损的人可以补充阴津,从而达到增液、滋润五脏以及肠道、消除便秘的目的。

宜忌事项 ************************

1. 忌烟、酒及辛辣、油腻食物。

2. 脾胃虚寒、腹部胀满,有泄泻、便溏症状及胸膈有痰的人忌用。

3. 小儿、年老体弱及脾胃虚寒者慎用,若需使用,必须在医师指导下使用。

4. 服药3日后症状无改善,或加重者,应立即停药并去医院就诊。

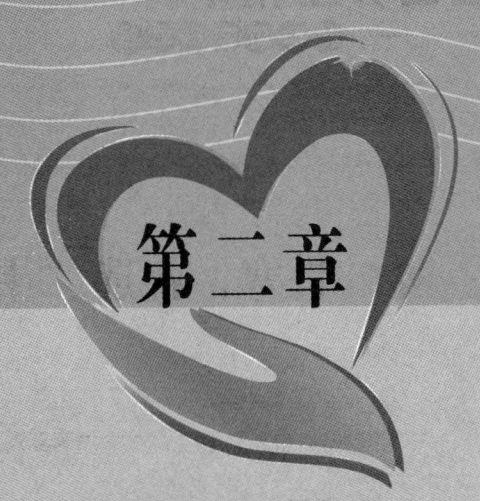

第二章

补气养血，养出红润好气色

如果把人体比作生长的植物，那么，气就是阳光，血就是雨露。养气血如同养植物，只有气血充盈，植物才能茁壮成长，身体才能百病不侵。相反，如果气血不足，百病就会不断滋生。气血，是人体内气和血的统称，对人体的健康至关重要。中医学认为，"气"是人体生命活动的动力，"血"是人体生命活动的营养物质，"气"与"血"共同构成了维持人体正常生理活动的物质基础。

畏寒，就选"十全大补丸"

奇方也谈

- **来源**：宋代太平惠民合剂局《太平惠民和剂局方》。
- **成分**：由党参、白术（炒）、茯苓、熟地、当归、白芍（酒炒）、川芎、炙黄芪、肉桂、炙甘草10味药物组成。
- **性状**：该品为棕褐色至黑褐色的水蜜丸或大蜜丸，气香，味甘而微辛。
- **功效**：温补气血，调养五脏。适用于气血两虚，面色苍白，气短心悸，头晕自汗，体倦乏力，四肢不温以及女性月经量多等症。
- **用法**：口服，每次6克，每日2次。

无论对个人还是社会来讲，健康一直都是人们备受关注的话题，因为每个人都希望拥有一个健康的身体。然而，现实却非如此。很多人由于先天不足，或者后天失养等种种原因，他们的身体都出现过这样或那样的问题，比如面色苍白、头晕自汗、体倦乏力以及痛经等问题。

对于女性而言，因为她们有着特殊的生理特点，再加上产后、病后等多种原因，很多女性都有了畏寒怕冷的毛病。尤其是在天气转凉的季节，她们更容易出现面色苍白、四肢冰凉的现象。这时候，哪怕不停地喝热水，或者把自己裹成粽子一般，她们依然会觉得好冷。所以，怕冷好像成为了女性们的专利。其实也不尽然，不仅女性，有些

第二章
补气养血，养出红润好气色

男性也有畏寒怕冷、四肢不温的毛病，也出现过脸色苍白、心悸气短等症状。

有人认为这是天气冷的自然生理现象，只要做好保暖工作即可。事实上，手脚冰凉、畏寒怕冷，就预示着你的身体或大或小出现了一些毛病。从中医理论来看，无论男女老少，只要身体中的气血亏损，就会出现面色苍白、四肢不温，更有甚者还会出现头晕自汗、体倦无力等症状。综上所述，这是身体虚寒的主要表现。如果想要通过药物来达到调养的目的，"十全大补丸"就是一个最佳选择。

病例解析

小丽是一个参加工作没多久的女孩儿，20刚出头的样子。年轻的女孩子似乎不怕冷。冬天的时候，她从来不穿保暖裤，只穿着一条薄薄的长裤。公司同事问她冷不冷时，每次她都微笑着摇摇头。慢慢地，生理期时她发现痛经变得特别严重，疼得她直不起腰，面色也开始发白。不仅如此，她还觉得胸闷气短，这时她这才意识到由于自己长期忽视保暖，所以才酿成了这样的恶果。自此以后，别说是冬季，即使是春季，只要天气稍稍变凉，她都会觉得手脚冰凉。如果赶上生理期，她整个人看起来都不好了。

无奈之下，小丽决定去看中医。医生了解了她的一些症状之后，推荐她服用十全大补丸，告诉她回去之后按时服药，并叮嘱她每天晚上睡觉前用热水泡泡脚，同时还要做好保暖工作，不能再"只要风度，不要温度"，忽视了自己的身体状况。这一回，小丽十分听话，按照医生的叮嘱，连续服了一段时间药后，她发现自己畏寒、怕冷的现象逐渐消失了，痛经现象也有所缓解了。

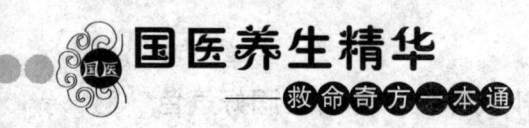

十全大补汤

材料	党参、炙黄芪、炒白术、酒白芍、茯苓各10克，肉桂3克，当归、熟地各15克，炒川芎、炙甘草各6克，羊脊骨500克，生姜30克，葱、黄酒、花椒、食盐各适量。
做法	①将药材放入纱布，聚拢纱布边缘用线绳挤紧。过水冲洗待用； ②羊脊骨清洗干净。锅中倒入清水，水开后，将羊脊骨放入水中氽烫，捞出备用； ③砂锅中注入清水，大火烧开，依次放入羊脊骨、葱、姜、花椒和中药包，再倒入一汤匙黄酒和少许盐。盖上盖子文火煲2个小时； ④服用时，将汤盛入碗中，可再加少许盐调味。
用法	早晚各食1碗，每天2次，全部服完后，隔5天再服。

十全大补汤，其实就是"十全大补丸"的前身。所谓"十全"，就是强调该方共由10味中药制成，而"大补"，则是在突出其可以气血双补。这个汤没有苦味，喝到嘴里是一种甘甜的味道，直到喉咙。煲汤的肉，可吃可不吃，如果喜欢吃肉的话，待汤喝完，再加水没过羊脊骨，放一些盐，继续煮15分钟，就是一锅香香的炖羊蝎子了。从中医学的角度来讲，"十全大补汤"乃是一付温补气血的良方。

功效细说

十全大补丸方剂中的党参是传统的补气药材，具有养血生津、健脾益肺之功效，常用于元气不足的体虚病人；黄芪，也是补益中气的常用药材，可以强健脾胃，同时也能帮助血液的生成与循环，增强机体的免疫功能，温补气血；白术、茯苓、甘草能补气助阳，健脾燥湿；白芍、肉桂养血柔肝，温肾助阳；熟地补血滋阴；当归补血活血。

这些药物组合后，就使得十全大补丸具有温补气血的作用。常用于脾虚自汗、气血两虚、身体瘦弱、面色苍白、精神倦怠、肢体发凉、心悸气短、体虚无力等症。十全大补丸虽具有较好的补益效果，但并非所有虚弱症皆能补之。对于虚寒之证的人来说，它是助火之物，会打乱身体中的阴阳平衡，不利于身体健康。

近年来的临床应用表明，十全大补丸还有以下新用法：

胃下垂。以内服十全大补丸配合针灸治疗胃下垂15例，经治15～70天后，基本痊愈者4例，好转者10例，无变化者1例，有效率93.3%。用法是每次9～15克，每日3次，饭后开水送服。

慢性萎缩性胃炎。用十全大补丸每次9克，每日2～3次内服，或用十全大补汤加水煎服治疗，有较好的疗效。

美尼尔综合征。用十全大补丸，每次9克，每日2次内服，或以十全大补汤加水煎服，每日1剂，分2次煎服，治疗美尼尔综合征有一定的疗效。有效者服药最少6天，最多24天。

席汉氏综合征。该症多为产后脑下垂体不完全性功能减退所致，其表现以性功能、代谢机能低下为主，常见精神委顿、全身衰弱、无乳、闭经、眩晕、耳鸣等。本治法以滋补肝肾、益元养血为主，能对恢复脑垂体前叶功能有一定的促进作用。

原发性血小板增多症。日本有人用十全大补汤颗粒剂治疗该症，疗效较好。用法是在常规治疗的基础上，加服十全大补汤颗粒剂，每天7.5克，开水冲服。

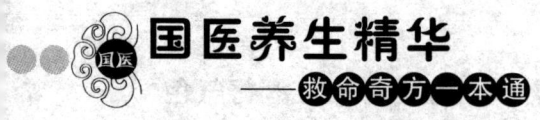

白细胞减少症。用十全大补丸,每次9克,每日2次内服或原方加水煎服。服药后患者白细胞很快恢复正常,见效最快者4天,最长者14天,一般为7天。如本品与利福平合用,可避免白细胞减少症的发生。

瘘管。是难治的炎症性疾病合并症,因局部病灶的原因而致全身状况不佳,需长期治疗,最终多需手术解决。十全大补丸对瘘管有修复作用。

子宫癌。用十全大补丸治疗子宫癌,取得较好疗效。用法是每次1~2丸,每日2~3次,内服。

骨疽。用法是内服十全大补丸,每次9克,每日2次。

虚弱症的患者,应根据病症的轻重程度、类型、临床表现及辨证结果进行有针对性的补益。应该本着"缺什么,补什么"的原则。唯有这样,才能使机体获得真正的补益效果。

宜忌事项

1. 忌不易消化的食物。
2. 感冒发热病人不宜服用。
3. 有高血压、心脏病、肝病、糖尿病、肾病等慢性病严重者应在医师指导下服用。
4. 儿童、孕妇、哺乳期妇女应在医师指导下服用。

气血双虚，"当归补血丸"离不了

奇方也谈

- **来源**：金代名医李东垣的《内外伤辨惑论》。
- **成分**：由当归、黄芪2味药物组成。
- **性状**：本品为棕黄色水蜜丸，味甜、微辛。
- **功效**：补养气血。适用于气血两亏所致的身体虚弱等症。
- **用法**：口服，每次9丸，每日2次。

人体是"血肉之躯"。只有血足，才显得皮肤红润，面有光泽。对于女性来说，追求面容艳丽，身材窈窕，应重在养血。对于男性而言，气血双虚的影响也是不容小觑的，积极调理非常关键。

一般而言，体虚分为两大类。一种是气虚，另一种是血虚。当你的身体出现不适时，通常就是因为气血不足所导致的。所以，想要调节身体，就要从养血气开始。否则，它会严重影响到人们的正常生活。

气虚。言语音低、呼吸短促微弱，神疲肢倦，懒于行动，自汗，胸闷，脱肛，滑泄不止，平时易于感冒及血失统摄。主要指肺脾气虚，临床表现为气虚、气短声低、倦怠无力、面色㿠白，头晕自汗，食欲不振，大便溏薄等。

血虚。心悸，失眠，头晕，目眩，脱头发，面色苍白，爪甲不华，肌肤干清枯裂，形体消瘦，大便难解，妇女月经量少或经闭，舌质淡白，脉象细小或芤。血虚包括心血虚与肝血虚，主要表现为面色萎黄、指甲苍白、头晕目眩、心悸失眠等。

气血双虚,一般出现在贫血、白细胞减少症、血小板减少症、大出血后、妇女月经过多者等,其主要表现为:既有气虚的表现,又有血虚的表现,进补宜采用益气生血、培补气血、气血并补。本型症状常见有小便淋漓不畅,或尿道口有秽浊之物流出,或带下异常,小腹胀痛,舌暗,苔白,脉弦细。这是由于久病入络,或由于湿热之邪阻滞经脉,气血瘀阻所致。治疗宜行气活血,化浊止痛。

在临床上,气血双虚的主要症状是:面色苍白,眼睑口唇淡白,神疲乏力,呼吸气短,食欲不振,纳谷少馨,头昏眼花,心悸怔忡。经水量少,色淡如水;失眠多梦,健忘脱发,语音低微,手足麻木;肢萎体软,肌肉消瘦等。舌淡嫩。脉细弱无力。

气血双虚,则应气血双补,常用的方剂有八珍汤、十全大补汤、人参养荣汤等,还有另外一种物美价廉的中成药——"当归补血丸"。此方中虽然只有当归和黄芪两味药材,但是配方考究,经过了数百年的临床考验,补血养气的效果十分理想,所以才一直被沿用至今。

病例解析

谭女士在半年前单位组织体检时,查出了盆腔炎,医生给她开了一些消炎药和抗生素。她吃了好长一段时间,虽然病情暂时得到了控制,可是她的身体好像变得越来越虚弱,脸色也变得十分憔悴。明明只有三十岁,可是从她的面孔来看,好像快四十岁了。为什么这样说呢?因为她整个人看起来面色暗黄、形容憔悴,走起路来也是一副没精打采的样子。在同事们的劝解下,她去了一所中医院。经过一番诊查,医生诊断出,她这是典型的气血亏虚,于是就给她推荐了当归补血丸,并嘱咐她回家之后按时服用。大概过了两个星期,谭女士的病情就有所好转,觉得有力气多了,脸色看起来也比之前好了很多,好像一下子年轻了好几岁。

第二章
补气养血，养出红润好气色

当归补血汤

材料	当归、红枣各15克，黄芪10克，鹌鹑蛋4颗，冰糖20克。
做法	①红枣洗干净去核，黄芪、当归用清水泡浸5分钟后用清水冲洗干净； ②鹌鹑蛋加水煮熟，剥去外壳，把鹌鹑蛋除外的所有材料倒进锅中，加入适量水； ③大火煮后转中小火，煮10分钟后加入鹌鹑蛋，再继续煮10分钟，熄火，闷10分钟。
用法	每天1剂，可分次温服。

当归补血汤，是中国历史上著名的"金元四大家"之一的李东垣所创造的益气补血方剂，由黄芪和当归两味药以5∶1组成的，具有益气生血之功效，多用于治劳倦内伤、气血虚、阳浮于外之虚热证。为什么补血的当归用量竟然比补气的黄芪要少呢？其关键在于中医对气血关系的认识。气血一阳一阴，一动一静，一刚一柔，而且互为依存，互相转化，所以补气生血，是补血的本法。

功效细说

当归补血丸为中成药，主要成分是当归、黄芪。当归被称为"血家圣药"，足见其在中药上有着很大的作用。适用于女性补血活血、调经止痛，还有健脾补气、养肝补血、理气活血的功效，对于气血两虚、身体虚弱、经常头晕头痛的男士或者老年人来说，同样也有着很好的补益作用。

黄芪，重在补气，同时补虚敛汗。它和当归同用能帮助气血两虚者补虚、强身体，增强机体免疫力，起到防病的作用。要知道，一个人的身体是否强健，除了要有充足的血液作为基础外，还需要气来维持正常的生命活动。所以，黄芪的补气功能在这方面发挥了极大作用。

当归补血丸补养气血，主要用于身体虚弱、气血两亏，治疗血虚发热，气虚血弱之出血症，疮疡溃后久不愈合等疾病。可治疗女性月经过多、功能性子宫出血、恶露不尽及急性乳腺炎等症。

当归补血丸除了具有抗损伤、提高机体免疫力和造血功能、促进蛋白质和核酸代谢的作用，还可以进一步改善血液流变性作用等。即对心肌细胞缺糖缺氧性损伤有保护作用，对缺氧动物的心脑具有保护作用，对巨噬细胞、淋巴细胞及T淋巴细胞免疫功能有明显的增强作用；对肝脏蛋白质合成有明显的促进作用，对血清蛋白合成有增加趋势，外周红细胞及血红蛋白明显回升。由此看来，当归补血丸还具有保护肝细胞等作用。

宜忌事项 ********************************

1. 忌油腻、辛辣、生冷食物。

2. 高血压患者慎用。

3. 本品宜饭前服用。

4. 月经提前、量多，色深红或经前、经期腹痛拒按，乳房胀痛者不宜服用。

第二章 补气养血，养出红润好气色

心悸气短，让"归脾丸"来帮忙

奇方也谈

- **来源**：南宋医家严用和的《济生方》。
- **成分**：由党参、白术、黄芪、茯苓、远志、酸枣仁、龙眼肉、当归、木香、大枣、甘草11味药物组成。
- **性状**：本品为棕褐色的水蜜丸，气微，味甘而后微苦、辛。
- **功效**：益气健脾，养血安神。适用于心脾两虚，气短心悸，失眠多梦，头昏头晕，肢倦乏力，食欲不振等症。
- **用法**：用温开水或生姜汤送服，每次9克（约一瓶盖），每日3次。

心悸气短到底是什么症状？或许大多数人都似懂非懂，说不出个所以然。甚至还有人这样认为：气短、心悸明明是心脏的问题，为什么要补脾呢？殊不知，从中医的角度来说，五脏之间是相互依存、互为作用的一个大整体。心脏虽有用心阳赤化血液和通过有节奏的跳动来推动血液在血脉中正常循环的功能，但是这些功能也是需要充足的气血作为前提条件的，气血的主要来源是脾胃。所以，治疗心脾两虚、气血不足所致的气短、心悸之症，理所当然要从补脾开始。

在大多数情况下，心悸总是与气短同时出现，尤其是在干重活儿或进行剧烈运动时更加明显。由此看来，对于心脾两虚、失眠多梦、思虑过度、食欲不振者，医生常开的一种药就是归脾丸。从"归脾丸"的配方来看，除了一些补脾补血的药材外，还有远志、酸枣仁等以养心安神、定志止惊为主要功用的药材。因此，归脾丸不仅可以益气健脾、养血安神，而且对于失眠多梦、心脾两虚、脏腑机能减退、体质亏虚、脾虚腹泻、病后调理、神经衰弱效果也很佳，是一味不可多得的灵丹妙药。

病例解析

王大姐今年52岁，她是一个家庭主妇，每天忙于家庭琐事。她有一儿一女，儿子在国外读研究生，女儿在北京上大学。丈夫和别人合伙做点小生意，平时家里就她自己一个人，所以她在吃饭上从来不讲究，总觉得只要不饿肚子，随便吃几口就好。毫无疑问，她没有正常的一日三餐，而是只有一餐，晚上等丈夫回家了她才会饱饱地吃一顿。为此，丈夫也有点儿担心她的身体。

果不其然，后来有一段时间，王大姐开始觉得浑身无力、容易疲倦。有时候，她还觉得有些心慌、食欲差、失眠多梦。在丈夫的再三规劝之下，她才去了医院，检查结果是各项指标都正常。回到家后，她之前的症状还在，她只好又去看中医。等王大姐自述完自己的病症后，大夫又观察到王大姐面色蜡黄、嘴唇薄而无血色，诊断出她这是典型的心血虚证，于是就给她拿了些归脾丸，并叮嘱她平时多注意休息，不要过度操劳，还要调节好情绪与心态。连续服药一段时间之后，王大姐觉得自己的面色好多了，嘴唇红润了，心慌、失眠消失了，食欲不振也不见了。从那以后，她特别爱惜自己的身体，即使自己一个人，她也是定时定量吃饭，对于那些辛辣、油腻、生冷、寒凉之品，她都只是过过眼瘾，不敢再尝试了。

第二章 补气养血，养出红润好气色

归脾茶

材料	当归15克，龙眼肉5~6克，酸枣仁5~10克。
做法	①当归、酸枣仁研碎，制成茶包； ②制好的茶包与龙眼肉一同置于茶壶或保温瓶中，冲入适量沸水； ③加盖闷泡20分钟左右即可倒出代茶饮用。
用法	每天1剂，视情况续水1~3次，以味淡为宜，当天饮完。

归脾茶是归脾丸的"简化版"，同样有益气养血、健脾养心的功效。你也可以根据自己的喜好和烹饪经验，制作成"归脾汤""归脾粥"等。

功效细说

归脾丸，为虚证类非处方药品，是常用中成药。有大蜜丸、小蜜丸和水蜜丸三种成药形态。归脾丸益气健脾，养血安神。适用于心脾两虚，气短心悸，失眠多梦，头昏头晕，肢倦乏力，食欲不振。主要用于治疗心脾两虚引起的多种疾病，是我国传统中药中的良方。

中医认为，归脾丸对心脾两虚型失眠有效，对于轻度失眠具有一定的疗效。它来自宋代《济生方》里的归脾汤，其主要成分是党参、白术（炒）、炙黄芪、茯苓、远志（制）、酸枣仁（炒）、龙眼肉、当归、木香、大枣（去核）、炙甘草。其中，党参：补中益气、健脾益肺；白术：健脾益气、燥湿利水；黄芪：豆科草本植物，具有补气固表、利水退肿、托毒排脓、生肌等功效；茯苓：利水渗湿，健脾化痰，宁心安神；远志（制）：安神益智、祛痰、消肿；酸枣仁：养肝、宁心、安神、敛汗，治虚烦不眠、烦渴、虚汗；龙眼肉：补益心脾、养血安神。

可见，归脾丸的各种成分配合使用，健脾益气、补血养血效果更佳。

近年来，经临床实践证实，该药还有不少新用途：

神经衰弱。归脾丸治疗气血两虚的神经衰弱，每次9克，每日服药2次，1周为1个疗程，一般2个疗程即可好转，耳鸣、失眠及精神倦怠等症状明显得到改善。痊愈后，极少复发。

窦性心动过缓及阵发性心动过速。归脾丸有抗心律失常的作用，具有明显的双向调节效应，可治疗气血两虚窦性心动过缓及阵发性心动过速。用法：每次9克，每日3次，1周为1个疗程，一般2个疗程即可好转或痊愈。

更年期综合征。用归脾丸治疗气血两虚的妇女更年期综合征，有显著疗效。用法：每次9克，每日3次，半个月为1个疗程。

脑外伤综合征。以归脾丸为主辅以西药，治疗脑外伤综合征。用法：每次9克，每日3次，半个月为1个疗程。

冠心病。用归脾丸治疗气血两虚的冠心病，效果良好，服药20～30分钟后，心慌、胸闷、胸痛等自觉症状消失，食欲明显增加，心电图显著改善。用法：每次9克，每日3次，半个月为1个疗程，一般1～2个疗程即可好转。

缺铁性贫血。归脾丸对气血两亏所致的贫血，如面色苍白、心悸气短、头昏头痛、体倦乏力、舌质淡、苔薄白、脉象细等症，亦有明显的效果。用法：每次9克，每日3次，半个月为1个疗程，一般1～2个疗程即可好转。

胃及十二指肠溃疡。归脾丸治疗胃及十二指肠溃疡。用法：每次15克，开水冲服，每日3次，15天为1个疗程。

顽固性失眠。应用归脾丸加味治疗气血两虚顽固性失眠。用法：每次9克，每日3次，半个月为1个疗程，一般1～2个疗程即可痊愈。

此外，归脾丸对于心思重、常劳累所致的慢性疲劳综合征也有很好的效果。除了可缓解劳心伤脾外，归脾丸对高血压、甲状腺功能异常、胃胀等问题，也有十分理想的效果。

宜忌事项

1. 忌不易消化的食物。
2. 感冒发热病人不宜服用。
3. 有高血压、心脏病、肝病、糖尿病、肾病等慢性病严重者应在医师指导下服用。

益气补血，"人参养荣丸"最管用

奇方也谈

- **来源**：宋代太平惠民合剂局的《太平惠民和剂局方》。
- **成分**：由人参、白术、茯苓、炙甘草、熟地、当归、白芍、黄芪、桂心、五味子、远志、陈皮12味药物组成。
- **性状**：本品为棕褐色的大蜜丸，味甘，微辛。
- **功效**：温补气血，养心养脾。适用于心脾不足、积劳虚损、气血两亏所致的形瘦神疲、食少便溏及病后虚弱等症。
- **用法**：口服，每次1袋，每日1~2次。

人参养荣丸，是由"人参养荣汤"改制而成的。它以人参为主药，

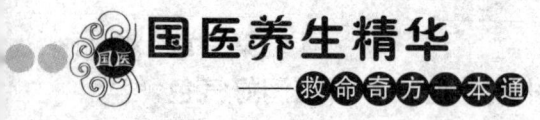

辅以其他补气之药，补气补血，自然对症，具有"益气补血、养心安神"的功效。何为"养荣"？荣，古代医书多与营字相通。养荣即养营。宋代以后，医家多将"人参养荣汤"书为"人参养营汤"。这味药具有益气养血的作用，用于治疗积劳虚损、四肢沉滞、少气心悸、小腹拘急、腰背强痛、咽干唇燥等症。

　　人参养荣丸，说来历史悠久。看过《红楼梦》的人都知道，这部文学巨著刻画的女主人公林黛玉体虚又怯弱，如"美人灯"一般一吹就倒。据说，林黛玉当时患的是肺结核，而她就是用人参养荣丸来医治的。不过，虽然林黛玉和贾母二人先后都服用过人参养荣丸，但她们追求的功效却是不一样的，林黛玉服用人参养荣丸是为了益气养血，治疗自己体弱多病的虚损之疾；而贾母服用人参养荣丸是为了滋养气血，延年益寿，这正是中医异病同治的典型医案。足见，从古到今，人参养荣丸都是一种上好的补药。

病例解析

　　赵女士是一个事业心很强的人，她从大学毕业后，就跟着男朋友四处奔波忙事业，几乎每天都忙到很晚，三餐也从来没有规律。功夫不负有心人，他们共同奋斗了几年，事业基本稳定下来。后来，他们结婚了，很快就有了小孩儿。赵女士选择在家相夫教子，日子过得很是幸福。但是好景不长，赵女士就被查出得了乳腺癌。在丈夫的安慰和呵护下，她积极配合医生做了乳腺切除手术。手术虽然很成功，但也的确是伤了元气。从那以后，赵女士原来倍儿棒的身体变得消瘦不堪了，脸色也十分苍白。不仅如此，她还经常感到头晕无力，于是她又去看医生，医生得知她刚做完手术没多久，有些气血两虚，就建议她每天早晚服用人参养荣丸，服用一段时间后再来复查。在医生的建议下，赵女士每天坚持服

第二章
补气养血，养出红润好气色

用人参养荣丸。1个月之后，赵女士就发现自己头痛的毛病没有了，全身没有那么乏力了，面色也红润不少，实在看不出来她刚做完手术。

人参养荣粥

材料	人参5克，熟地、黄芪各10~15克，大米50~100克。
做法	①大米洗净，入锅添水约800毫升，并用大火烧煮； ②将人参、熟地和黄芪一起打成粉末； ③待粥煮沸时，将以上药粉打入粥中，搅拌均匀后用小火熬煮至粥即可。
用法	每天1剂，代餐食。

除了"人参养荣丸"之外，还有与之配方相同的"人参养荣膏"等也可以选择。不管是哪一种，只要对证施"补"，就会有一定的疗效。当然，对于那些喜欢药膳食方的人们来说，可以每天来一碗人参、熟地和黄芪煮成的人参养荣粥。此粥虽然只有三味药材，但气血双补，补内强外，搭配合理，功效也十分理想。

功效细说

中医研究表明，人参养荣丸方中黄芪、人参、白术能增强体力，有很好的强壮作用；人参、黄芪、茯苓、白芍、熟地、五味子均可强心，尤其是人参具有调节心血管系统功能，强心且抗心肌缺血；人参、茯苓有镇静功效；白芍具有镇痛与镇静双重作用。黄芪、白术、熟地、白芍抗菌，白术、茯苓消炎，人参、黄芪抗肿瘤，人参、五味子增强肝脏之解毒功能，人参增加尿量、降糖、降胆固醇，黄芪、茯苓、白术、地黄均有利尿和降血糖作用，人参、黄芪提高机体免疫功能。上述中药材配合成方，即可奏益气补血，宁心安神之功，广受亚健康人群的赞誉。

近年来发现，人参养荣丸不仅能治疗带状疱疹、雷诺氏综合征以及

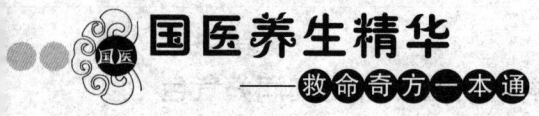

精子生成障碍所致的男性不育症,还可以用来减轻癌症放疗和化疗的毒副作用。经中医辨症后灵活使用,人参养荣丸对下列几种疾病也有较好疗效:

肿瘤。是在服用西药抗癌药物进行常规治疗的同时,配合人参养荣丸,每次1丸(约10克),每日2~3次。该药的抗肿瘤作用并非直接破坏癌细胞,而是通过提高T细胞等的免疫功能,增强机体的防御功能,从而发挥抗癌效果。

透析患者皮肤瘙痒症。口服人参养荣丸1丸,每日2~3次。该药配方中的地黄、芍药、当归能促进代谢,帮助调节神经和内分泌机能恢复正常。还能扩张血管,改善血液循环及镇静神经系统,故对透析患者皮肤瘙痒症有较好的疗效。

神经衰弱。服用人参养荣膏剂,每次10克,每日3次,温开水送下,7天为1个疗程。病情较轻者一般用药2~3个疗程后能获良效。曾治愈约50例,随访半年后未见复发。据分析,方中当归、茯苓、远志、五味子能养血安神,并有镇静作用,故可用于神经衰弱的治疗。

此外,人参养荣丸还有抗贫血,强壮强心,抗心肌缺血,镇静镇痛,抗菌消炎,利尿,降低血糖以及提高机体免疫功能等作用。专家提醒,虽然该药能宁心安神、助人安然入睡,但是心悸失眠者忌用。

宜忌事项

1. 忌食不易消化的食物。
2. 感冒发热患者不宜服用。
3. 有高血压、心脏病、肝病、糖尿病、肾病等慢性病严重者应在医师指导下服用。
4. 儿童、孕妇、哺乳期妇女应在医师指导下服用。

第二章
补气养血，养出红润好气色

气血亏，用"八珍丸"来应对

奇方也谈

● **来源**：医方著作《瑞竹堂经验方》。

● **成分**：由当归、川芎、熟地、白芍、党参、甘草、茯苓、白术8味药物组成。

● **性状**：本品为棕黑色的水蜜丸，味甜，微苦。

● **功效**：气血双补，补养五脏。适用于气血两虚，面色萎黄，食欲不振，四肢乏力，月经过多等症。

● **用法**：口服，大蜜丸每次1丸，每日2次。

《黄帝内经》曰："人之所有者，血与气耳"。意思是说，人之所以能够活着，都是气血在身体里运行和濡养的结果。因此，传统中医才会把气血视为人体最重要的基础。当气血充盈时，人才会变得更加强健；当气血逐渐亏虚时，生命体征也会随着衰弱；当气血耗尽时，生命也就从此消亡了。因此，补养气血至关重要。

气是病之根，血是病之本；病从气上生，病从血上起。只有气血聚合在一起，人才能有生命，身体里的气血调和人才能生存下来。身体的一切疾病，无论小到伤风、感冒，大到肿瘤、癌症，归根结底都是因为气血出了问题。而中医所说的血虚指血量不足或血质失常或血液功能失常的病理现象。一般认为，引起血虚的病因有以下五种：

057

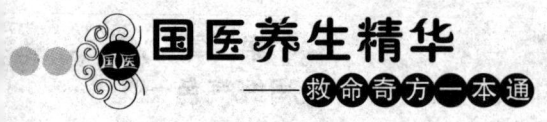

脾胃虚弱。"脾胃者，气血之父也"。如饮食不节或肝胆之病横犯脾胃，致脾胃功能减弱，精微不足，生化无源，久则出现血虚。

饮食不足。"饮食多自能生血，饮食少则血不生"。如饮食数量不足，长期饥饿，气血生化无源，势必导致血虚。

失血过多。外伤失血过多，月经过多，或其他慢性失血证皆可造成血虚证。出血日久则会导致瘀血内阻，脉络不通，一方面造成再出血，另一方面也影响新血的生成，继而加重血虚。

肾气亏虚。肾藏精，精生髓，精髓可以化血。若先天禀赋不足，后天失养及房劳过度等均可引起肾虚，而肾虚则精少，精亏则血虚。

劳作过度。大病、久病消耗精气，或大汗、吐利、出血损伤阳气阴液；强力劳作能耗伤气血，久之则气虚血亏；劳心太过，易使阴血暗耗，心血亏虚等，均可导致血虚。

中医上也说，"气血充盈方为美"。因此，在临床上，如果出现气血两虚、面色萎黄、食欲不振、四肢乏力、月经过多等不良症状，大多数都会选择服用可以补气益血的八珍丸，效果是十分显著的。

病例解析

圆圆是一个 25 岁的漂亮姑娘，在一家公司当文员。姑娘们都爱美，圆圆也不例外。但最近圆圆照镜子时发现自己好像长胖了，于是她就有点不开心，决心从那天开始减肥。为了减肥，她开始不吃早餐，中餐只是吃一点蔬菜，晚上几乎都不吃，就这样坚持了整整 3 个月，周围的朋友们都替她担心，看着她日渐瘦弱的身体，真怕有一天她会被大风刮倒，可她依旧坚持减肥。在接下来的几个月里，她发现自己的身体好像出现了一些不适。每次月经过后，她都会觉得四肢酸软、全身无力，行走起来有点困难了，就连气色也没之前好了。这时候，她才有点担心自

第二章
补气养血，养出红润好气色

己的身体了。经过医生的悉心诊治，告诉她这就是典型的"血不养筋"症状。在医生的建议下，圆圆用八珍丸调养了一段时间后，发现自己的气色好多了，经量有所增多，膝盖酸软的症状也明显得到了改善。从那以后，她再也不嚷嚷着减肥了。

八珍汤

材料	党参、白术、茯苓、熟地各15克，当归、川芎、白芍、炙甘草各10克，猪大骨250克，乌骨鸡1只。
做法	①将猪大骨烫过洗净，和八珍汤药材一同置于锅内； ②加水10碗，烧开后以小火熬约40分钟后，过滤取汤汁备用； ③乌骨鸡去内脏洗净，入瓦锅，倒入上述汤汁，加生姜、米酒和盐； ④再加适量的水（以淹没鸡为度）。瓦锅加盖后放入电饭锅蒸熟即可。
用法	可作汤剂，加生姜3片，大枣5枚，水煎服，用量根据病情酌定。

这款八珍汤，被人们称为是"补血美容第一汤"，因为它有诸多功效，适合脸黄、疲劳、气血两虚者，可补气补血，使脸色红润起来。对于那些冬天手脚冰冷的人，也可以喝这个，效果十分不错。此外，八珍汤还非常适合女人，女人月经期过后连喝3天，可以有效补血。对于孕期和更年期的妇女来说，常喝八珍汤，在改善皮肤的同时还可以改善更年期综合征。

功效细说

八珍丸是四君子汤合四物汤合成，党参、白术、茯苓、甘草四君子

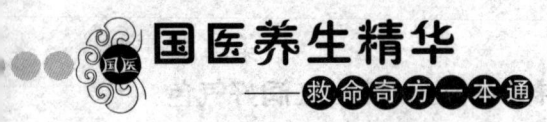

补气，当归、熟地、川芎、白芍四物汤补血，气旺则百骸资之以生，血旺则百骸资之以养。两者合用，气血双补，气充血旺，则由气血不足所产生的诸证自然痊愈。

然而，是药三分毒。八珍丸主要用于久病失调、贫血体虚、月经失调、习惯性流产、慢性萎缩性胃炎、席汉综合征等。

第一，用于矫正妊娠 30 周以上之胎位不正 56 例，有效率为 80.3%；

第二，治疗慢性萎缩性胃炎 81 例，有效率为 89.15%，对照组为 76.2%；

第三，治疗胃下垂 15 例，基本痊愈 4 例，好转 10 例，无效 1 例；

第四，月经不调、贫血、慢性肝炎、产后失血、溃疡久不收口属气血两虚者也适用。

宜忌事项

1. 孕妇慎用。
2. 不宜和感冒类药同时服用。
3. 服本药时不宜同时服用藜芦或其制剂。
4. 本品为气血双补之药，性质较黏腻，有碍消化，故咳嗽痰多，脘腹胀痛，纳食不消，腹胀便溏者忌服。
5. 本品宜饭前服用或进食同时服。

"参苓白术丸"健脾益气，活出精气神

奇方也谈

- **来源**：宋代太平惠民合剂局的《太平惠民和剂局方》。
- **成分**：由人参、白术、茯苓、山药、薏苡仁（炒）、莲子、白扁豆、砂仁、桔梗、甘草10味药物组成。
- **性状**：本品为淡黄色的水丸，气香，味甜。
- **功效**：健脾补气，利水除湿。适用于体倦乏力，饮食不香，恶心呕吐，食少便溏等症。
- **用法**：口服，每次6克，每日3次。

古人云："精中生气，气中生神"，"精全则气全，气全则神全"，说明"精""气""神"三者相辅相成、互相关联，精是基本、气是动力、神是主导互相促进派生的关系，精气神直接关系到人们生存的质量。因此，不管到了什么年纪，只要精气神十足，都会得到人们的称赞。

生活中，有很多年轻人虽然正值大好青春，但也会觉得身体倦怠无力、四肢发沉。一般情况下，人们会有以下几种认为：认为自己劳累过度，认为自己缺乏锻炼，认为自己患了疾病。其实，如果身体没有什么器质性的病变，一般来说，这些症状都是由脾胃功能差、气血虚引起的。所以，当这样的病态出现在自己或者家人身上，就要选择服用参苓白术丸。

参苓白术丸,是一款物美价廉的药物,其主要功效是健脾补气、利水渗湿,专门用于治疗脾胃虚弱、肺气不足所致的体倦乏力、食少便溏等症。所以,如果觉得身体倦怠无力,吃东西没胃口,大便也比较稀薄时,都可以在医生的建议下,服用参苓白术丸来进行调治。

参苓白术丸除了丸剂,还有片剂、颗粒、胶囊等,可以视情况来选择。

病例解析

谢老太太今年65岁了。前几年的时候身体还特别硬朗,每天六点就起床去外面晨练,数跳广场舞最拿手。可是近一年来,不知道怎么回事,她突然觉得自己的精神状态大不如从前了,胃口没之前好了,还添加了不少白头发,整个人看上去疲惫不堪。而且她常常觉得体倦乏力、眼睛昏花,身体一天天消瘦下去,人们都说她看起来好像比去年老了好几岁。于是,在儿子媳妇的陪同下,谢老太太配合医生做了诊查。医生告诉她这是精气不足所致,随后为其开了参苓白术丸,并嘱咐她回去之后按方服药,先看看效果再说。几个月之后,谢老太太明显感觉自己的精神状态又恢复到了从前,开始吃嘛嘛香,浑身也有使不完的劲儿。她开心极了,又可以像以前一样去跳广场舞了。

参苓白术茶

材料	人参5克,茯苓、白术各10克。
做法	①将以上3味药物一起研为粉末,装入双层纱布袋中; ②置于小型保温瓶中,并冲入500~600毫升沸水; ③加盖静置20分钟,即可饮用。
用法	每天1剂,当天饮完。

第二章　补气养血，养出红润好气色

这道参苓白术茶是健脾胃、益消化、补气调中的良方。此方中用人参、茯苓、白术，补中气，健脾胃，提高消化功能。若是在里面再加入桔梗，取其升清调畅，一方面使补药之性向上升达，一方面使中焦清气得以顺畅，从而进一步提高脾胃消化功能。既有利于调整胃肠功能，又有利于改善全身免疫机制，从而提高抗病能力。

功效细说

参苓白术丸，为虚证类非处方药药品，在其组方中以人参、白术、茯苓益气健脾渗湿，为君；配伍山药、莲子肉助人参以健脾益气，兼能止泻；白扁豆、薏苡仁助白术、茯苓以健脾渗湿，均为臣药；佐以砂仁醒脾和胃，行气化滞；桔梗宣肺利气，以通调水道，又载药上行，以益肺气；炒甘草健脾和中，调和诸药，为使药。诸药适用，补其中气，渗其湿浊，行其气滞，恢复脾胃受纳与健运之职，则诸症除。

临床研究发现，参苓白术丸还可以辅助治疗下列病症：

放化疗的毒副反应。癌症患者在接受放化疗的同时，同时用参苓白术丸每次6克，1日2~3次，坚持服药3~6个月，可以减轻患者口淡乏味、恶心呕吐、脘腹胀痛、厌恶油腻等胃肠道毒副反应，可帮助患者顺利地完成放化疗的治疗。

慢性肝炎、肝硬化。口服参苓白术丸每次6克，1日2~3次，坚持服用3~6个月，可清除肝内毒素，促进肝细胞的再生和恢复，辅助治疗肝炎、肝硬化。使患者病情尽早痊愈。

慢性结肠炎。口服参苓白术丸，每次6克，1日2~3次，1个月为1个疗程。该药能健脾顺气、和湿止泻，可使慢性非特异性结肠炎症状逐渐消失。属脾虚引起者，疗效甚佳。

用于美容保健。 口服参苓白术丸每次6克，1日2~3次。坚持服用，可使肤色润泽，黄褐斑、青春痘减少或消失。还可治疗脂溢性脱发以及分解色斑，减少皱纹，防治皮肤病变，如皮炎、湿疹等。

中医还认为，脾为生痰之源。脾虚则易生痰湿，湿重则泄泻。因此，健脾益气化湿，就是本方治疗的精髓所在。在临床中，参苓白术丸多用于治疗由脾胃虚弱引起的食欲不振、大便溏泻、身体消瘦、脘腹胀满、精神疲倦、四肢无力等症。

宜忌事项

1. 泄泻兼有大便不通畅，肛门有下坠感者忌用。
2. 服本药时不宜同时服用藜芦、五灵脂、皂荚或其制剂。
3. 不宜喝茶和吃萝卜，以免影响药效。
4. 不宜和感冒类药同时服用。
5. 高血压、心脏病、肾脏病、糖尿病严重患者应在医师指导下服用。

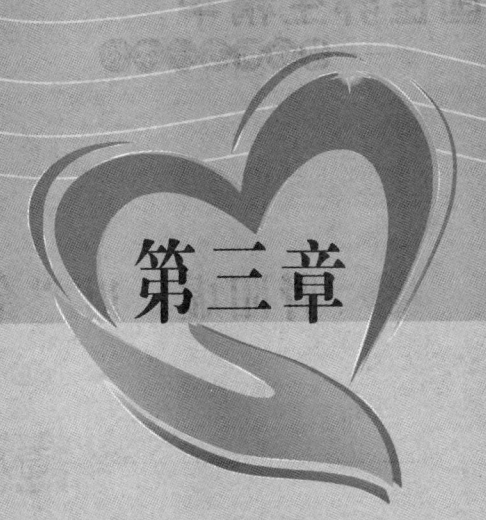

第三章

养肾健脾胃，为健康加马力

为何要养肾，为何要健脾胃？肾为脏腑阴阳之本、生命之源，被称为"先天之本"；脾胃为后天之本，气血生化之源，被称为"后天之本"。在病理上，肾与脾胃是相互资助、相互依存的。

肾的精气依赖于水谷精微的培育和充养，才能不断充盈和成熟，而脾、胃转化水谷精微，则必须借助于肾阳的温煦。故有"非精血无以立形体之基，非水谷无以成形体之壮"之说法。养肾，虽是一个聊不完的话题，但也非男人的专利；健脾胃，脾胃功能上去了，身体自然就会更强壮。

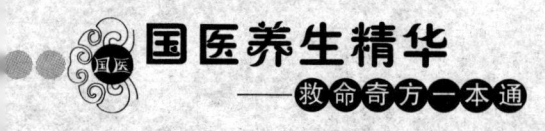

肾阳虚，用"金匮肾气丸"来治

奇方也谈

- **来源**：东汉医圣张仲景的《金匮要略》。
- **成分**：由地黄、茯苓、山药、山茱萸（酒炙）、牡丹皮、泽泻、桂枝、牛膝（去头）、车前子（盐炙）、附子（炙）10味药物组成。
- **性状**：本品为黑褐色的小蜜丸，味甜而带酸辛。
- **功效**：温补肾阳，化气行水。适用于肾虚水肿、腰膝酸软、小便不利、畏寒肢冷等症。
- **用法**：口服，每次4~5克，每日2次。

人们一看到"肾阳虚"这三个字，首先想到的是男人的性功能问题，好像补肾就等同于壮阳了。实际上，这是一种狭隘的理解，曲解了"肾"的真正含义。从中医的角度来讲，"肾"除了包括生殖功能，更重要的是人体的能量库、能量的源泉以及生命的根源。

人们常说"人死如灯灭"，这句话形容得非常贴切。因为人的肾气、肾阳如同是一盏灯，只有在灯亮的时候，人才会绽放生机活力。在这里，之所以不能把性功能与肾阳虚画等号，就是因为那些性功能障碍的人其实根本没有肾阳虚的问题，尤其是对于年轻人来说。真正因为未老先衰而雄风不振的人太少了。相反，倒是肾阴虚、肝气郁结等导致的

第三章
养肾健脾胃，为健康加马力

性功能障碍更多一些。前者虽然也是肾虚，但属于肾阴虚，和肾阳虚恰恰相反，这点不可混淆。

肾阳虚，是由于肾阳虚衰，多由素体阳虚，或年老肾亏，或久病伤肾，以及房劳过度等因素引起的。平日里，你就会注意到，总有一些老人坐在南墙边晒太阳，他们不仅怕冷、行动迟缓、体态臃肿，还一次又一次地频繁上厕所，鼻涕、哈喇子似乎总也擦不完，而且痰清稀……这就是典型的"肾阳虚"。金匮肾气丸就是补肾阳的一个基本方子，适用于上述症状。

病例解析

黄先生今年28岁，大学毕业以后，他没有去找工作，而是顺其自然地继承了父亲的事业。自从他成为公司的老总之后，他才体会到了当老总的艰辛，每天不仅要忙公司的事情，还要忙各种应酬，为公司多谈几个客户。为此，他经常熬夜，时间一长，身体自然就出现一些问题了。有一段时间，黄先生开始觉得身体疲劳，精神也不集中，甚至还有腰膝酸软的现象。每次和妻子亲密也是心有余而力不足，老婆就开玩笑说他老了。去附近诊所询问，医生说没有大问题，就是有点儿肾虚，只要注意休息，加强营养就好了。之后，他就开始特别注意身体，能不喝酒就不喝，能不熬夜就不熬。休养了一段时间后，他发现身体还是老样子。后来，在妻子的建议下，他去看了中医，医生了解了他的一系列症状之后，建议他服用金匮肾气丸。没想到，只服用了一个疗程，陈先生就感觉身体开始恢复，每天精神很好，工作效率也提高了。

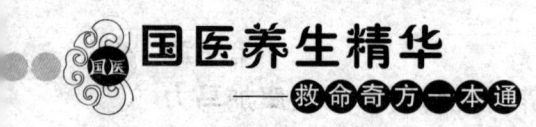

健脾补肾猪尾汤

材料	猪尾1条,黑豆150克,红枣12粒,陈皮1块,水10碗,盐1茶匙。
做法	①陈皮浸洗干净; ②黑豆浸洗干净,用干锅炒至皮裂,过清水沥干备用; ③猪尾去毛斩件、洗净,连同其他材料洗净一并放入煲内煮滚,改用文火煲3小时,下盐调味,即可饮服。
用法	每天1剂,当日饮完。

中医有"肾为先天之本""脾胃为后天之本"的观点。此方中的猪尾有补肾、补腰、益血、强壮筋骨的作用,与黑豆、红枣搭配食用有补肾的食疗作用。所以,健脾补肾猪尾汤是一道可口诱人、色味俱全的特色药膳。这道汤对分娩后肾脾皆虚的新妈妈具有非常好的疗效。常饮此汤,还有滋补强身之疗效。

功效细说

金匮肾气丸,又名桂附地黄丸、八味地黄丸。此方以附子、桂枝为主药,各取少量,取"少火生气"之意,意在微微补火以鼓舞亏虚的肾中阳气,补命门之火,引火归源;再辅以地黄茯苓、山药、山茱萸、牡丹皮、泽泻六味药物滋补肾阴,促生阴液的中药材。如此配伍组方是本着阴阳互根的原理,阴阳并补,使得"阳得阴助,而生化无穷",补阳效果更稳固、更持久。

为治疗肾阳虚水肿,本药还配伍了牛膝、车前子以清热利尿、渗湿通淋、引血下行,治疗水肿胀满、小便不利、腰膝酸软等肾阳虚水肿症状。十种药物精当配伍,使其具有温补下元,壮肾益阳,化气利水,消肿止渴，引火归源的作用。

近年来，经临床实践与研究证实，金匮肾气丸还具有抗衰老、增强免疫力、改善脂肪和糖代谢等作用。金匮肾气丸还有以下新用途：

治疗心绞痛。每日服2次，每次服1丸。

治疗缓慢性心律失常。每日服3次，每次服16粒。

治疗高血压。每次服1丸，早晚各服1次。

治疗慢性气管炎。每次服1丸，每日服3次，连续用药半个月为一个疗程。

治疗胃及十二指肠溃疡。每次服1丸，早晚各服1次。需要注意的是，消化功能较弱的此病患者不宜使用此方进行治疗，否则可出现食欲减退、呕吐、腹泻等不良反应。

治疗足跟痛。每次服1丸，每日服3次，连续用药15天为一个疗程。

治疗过敏性鼻炎。每日服2次金匮肾气丸，每次服9克，同时每日服2次气管炎咳嗽痰喘丸，每次服30粒，连续用药1个月为一个疗程。

治疗便秘。每次服1丸，每日服3次，连续用药15天为一个疗程。

治疗慢性腰腿痛。每次口服9克，每日服2次，2周为一个疗程。

治疗前列腺增生。中医认为，前列腺增生属于"癃闭"的范畴。由肺、脾、肾三脏气化失司所致。服用此药的方法是：每次服18克，早、中、晚各服1次，10天为一个疗程，一般用药1~3个疗程即可使病情得到缓解或治愈。

治疗老年性阴道炎。该病是由于女性绝经后，其卵巢功能减退，雌激素水平降低，阴道壁萎缩，使阴道局部的抵抗力下降，导致细菌入侵所引起的阴道炎症。服用此药的方法是：每次服18克，每日服3次，7

天为一个疗程，一般用药3个疗程后即可使病情得到缓解或治愈。

治疗老年性尿失禁。有人用金匮肾气丸治疗老年性尿失禁，服用此药的方法是：每次服18克，早、中、晚各服1次，7天为一个疗程，一般用药一个疗程即可使病情得到明显好转。

治疗男性乳房发育症。有人用金匮肾气丸治疗男性乳房发育症，服用此药的方法是：每次服9克，每日服3次，20天为一个疗程，一般用药一个疗程即可见效。

治疗不孕症。有人用金匮肾气丸治疗由高催乳素血症引起的女性不孕症，服用此药的方法是：每次口服9克，每日服2次。

金匮肾气丸，有温补肾阳、化气行水之功效。此外，它还具有以下三项功能：第一，有改善垂体—肾上腺皮质功能的作用，可延缓衰老、恢复精力；第二，改善脂代谢、增强神经—体液调节、抗白内障等功效。第三，降低血糖，提高巨噬细胞吞噬功能，对动脉粥样硬化改善产生良好功效。需要特别注意的是，中成药会降低药材的功效，所以此方并不适用于所有肾阳虚的病人。

宜忌事项 ************************************

1. 忌房欲、气恼，忌食生冷食物。

2. 服用前应除去蜡皮、塑料球壳。

3. 本品不可整丸吞服。

4. 不宜和外感药同时服用。

5. 服本药时不宜同时服用赤石脂或其制剂。

6. 本品中有肉桂属温热药，不适用于具有口干舌燥、烦燥气急、便干尿黄症状的糖尿病、慢性肾炎、高血压、心脏病的患者。

第三章 养肾健脾胃，为健康加马力

"杞菊地黄丸"，专治肾虚眼花

奇方也谈

- **来源**：综合性医书《医级》。
- **成分**：由熟地、山茱萸（制）、山药、牡丹皮、茯苓、泽泻、枸杞子、菊花8味药物组成。
- **性状**：本品为黑褐色的大蜜丸，味甜、微酸。
- **功效**：滋肾养肝。适用于肝肾阴亏、眩晕耳鸣、羞明畏光、迎风流泪、老眼昏花等症。
- **用法**：口服，每次9克，每日2次。

随着时间的流逝、年龄的增长，无论男女，只要步入中老年阶段，都会出现视力衰退的现象。他们往往会说自己"老眼昏花"，在引线穿针失败后，就会感叹岁月不饶人，老来不中用，这也就是人们所说的"老花眼"。因此，越来越多的老年人不管是看报纸、看电视、玩手机，还是做一些精细的工作，都需要借助老花镜。

老眼昏花，是肾虚的常见症状之一。但老眼昏花也并非一定是肾虚引起的。肾虚这种疾病的症状是极其复杂的，涉及很多方面。常见的症状就是腰膝酸软、腰痛、全身无力、怕冷、头晕等。中医认为，想要从根本上对肾虚性老花眼进行防治，就要滋肝补肾，养足肝肾之阴，补足阴血。

此外，杞菊地黄丸对于肝肾阴亏、眩晕耳鸣、羞明畏光、迎风流泪、视物昏花有着理想的疗效。经过现代制药技术的处理，与之配方相同的还有片剂、胶囊、口服液等剂型。据说，杞菊地黄丸已有两三百年的临床使用历史，其效果十分理想，并受到广大医学家的推崇。

病例解析

对于男性而言，都希望自己拥有一个健康的身体、强健的体魄。但从现实来看，健壮的男性其实并不多。在这其中就有一类是属于"弱不禁风"型的，他们看起来十分瘦弱，有的是打小身体就是这样，有的是后天不好好爱惜身体造成的，还有的是因为疾病导致的身体虚劳、虚弱。

48岁的马先生，虽然身高有一米八，体重却只有130斤。所以，他看起来并不健壮，远远看去就像一根电线杆杵在那儿，总觉得随时会被一阵大风刮倒。前段时间，他感觉自己的身体出了些毛病，于是就去看中医。医生看他体型瘦弱，又一副无精打采的样子，和他的年龄不怎么相符。医生问及他的症状时，他说自己畏风怕冷，而且还有四肢酸软、头晕眼花的现象。医生对他做了一番检查，发现他的舌苔淡白、脉象细弱，很明显是肾精不足、肾气不固。之后，医生就给他开了一个疗程的杞菊地黄丸，嘱咐他回去之后按方服药。一个月之后，马先生来复诊时告诉医生说自己之前的症状基本消失了，眼花的毛病也好了许多。

杞菊地黄茶

材料	熟地15克，枸杞子10~20颗，菊花5~10朵，冰糖适量。
做法	①将熟地放入砂锅中，加水约800毫升，大火烧开后，小火煎煮20分钟； ②把枸杞子、菊花和冰糖放入茶壶或大茶杯中，冲入煎好的熟地药汁； ③加盖闷泡15分钟后即可。
用法	每天1剂，当日饮完。

杞菊地黄茶，是从杞菊地黄丸配方中选择枸杞子、菊花和熟地三味药物来制成药膳。当然，除了可以用这三味药来泡茶外，还可以按照自己的饮食习惯，用它们来煮粥、入汤、浸酒等。不管是哪种服用方式，除了要控制熟地的用量外，枸杞子和菊花也并非多多益善，也要合理控制用量。

功效细说

杞菊地黄丸，是在六味地黄丸的基础上，加枸杞子、菊花而成。枸杞子有补肾生精、滋肝明目、强健体质等功效。而且它素有"明眼子"之称，是防治肝肾阴虚、视力减退、两眼昏花的上等药物。

菊花自古以来就是平肝明目的"宝贝"，在诸多医书中记载，菊花治目赤肿痛，无论属于肝火或风热所致者均可应用。因为它既能清肝火，又能散风热，肝阴不足，眼目昏花的人服用，效果更佳。

熟地具有滋补元阴、填精补虚、养血滋润之功效。仅仅这三味药物，就达到了标本兼治的目的，对付肝肾阴亏所致的眼睛昏花之症尤为有效。此外，杞菊地黄丸还有以下三大作用：

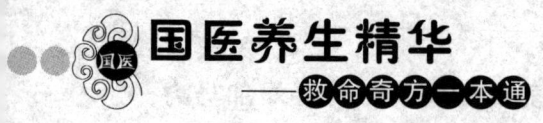

滋肾养肝。主要用于肝肾阴亏，眩晕耳鸣，羞明畏光，迎风流泪，视物昏花等的治疗。如果用眼过度，将使眼部睫状肌痉挛，调节力下降，出现视物昏花；如果双眼睫状肌痉挛程度不一样，还会出现视物重影。另外，在疲劳状态下，眼睛视网膜感光介质缺乏能量，甚至感光介质消耗过度、生成不足，会产生视物昏花、异色感。

降血压及改善左室肥厚。用杞菊地黄口服液合用依那普利治疗Ⅱ、Ⅲ期高血压，结果发现血压明显下降，效果明显高于单用依那普利治疗。

慢性病毒性肝炎的治疗。用杞菊地黄丸治疗慢性病毒性肝炎32例，症状基本消失及减轻者为30例，肝恢复至正常者12例，脾恢复至正常者2例，明显优于对照组。

临床实践表明，杞菊地黄丸不仅有较好的改善阴虚阳亢型原发性高血压病患者免疫功能失衡状态及临床症状的作用，对于治疗胰岛素抵抗也有着非常好的疗效。中医症候，尤其对于辨证属于"阴虚型"患者的改善更为显著。

宜忌事项

1. 忌不易消化食物。

2. 感冒发热病人不宜服用。

3. 有高血压、心脏病、肝病、糖尿病、肾病等慢性病严重者应在医师指导下服用。

4. 脾胃虚寒、大便稀溏者慎用。

第三章
养肾健脾胃，为健康加马力

补肾名方——"六味地黄丸"

奇方也谈

- **来源**：中医儿科的《小儿药证直诀》。
- **成分**：由熟地、山茱萸、山药、泽泻、丹皮、茯苓6味药物组成。
- **性状**：本品为棕褐色至黑褐色的大蜜丸，味甜而酸。
- **功效**：滋阴补肾。适用于肾阴亏损、头晕耳鸣、腰膝酸软、骨蒸潮热、盗汗遗精等症。
- **用法**：口服，每次6克，每日2次。

肾，作为人体重要的脏器之一，滋养和温煦着其他脏腑。如果其他器官久病不愈，就更容易伤及肾脏。现如今，由于工作、生活的压力，很多年轻人都忽视了养身，不知不觉中患上了各种慢性病，诸如慢性肝炎、冠心病、支气管哮喘、高血压等病人，往往就伴随有肾虚的症状。

肾虚，以肾精不足为主要症状。其一般症状有精神疲乏、头昏、耳鸣、健忘、腰肾功能的减退等，男女都会有，并不独厚于男性。"十个男人九个肾亏"的说法，至今还在民间流传着，就连个别媒体也跟着凑热闹，煞有介事地称中国男性90%肾亏，都需要补肾。于是，一些男性就开始从心理上认为自己肾亏，就想借助药物来补肾。然而一说到补

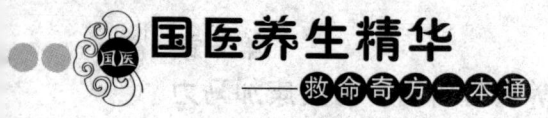

肾，很多人首先就会想到"六味地黄丸"，因为它是最经典、最古老的补肾名方之一。

六味地黄丸，最早源自"医圣"张仲景的名著《伤寒杂病论》的"金匮肾气丸"。直至北宋，太医丞钱乙认为肾决定着人的生长发育，强调补泻要同时进行的理论。遂从"金匮肾气丸"入手，创制了滋补肾阴的名方——六味地黄丸。

但六味地黄丸并不是包治百病。据统计，在各种文献报道中，六味地黄丸治疗的病症涉及达到137种。最常见的是用于治疗亚健康状态、提高免疫力、延缓衰老等症。所以，很多人还把它当作保健药品在长期服用。同时，作为治疗药品，它在高血压、糖尿病、更年期综合征等疾病的治疗和辅助治疗中，也取得了良好的效果。

病例解析

34岁的小陈，由于工作的需要，长期居住在上海。由于他是做人事工作的，在椅子上一坐就是一整天，正是因为常年的办公室工作，使他出现了亚健康症状，引发了阳痿早泄。小陈还透露，其实从两年前开始，他就出现了腰膝酸软、坐着坐着就遗精的情况，性能力也越来越差。一开始，小陈觉得一切以事业为重，所以也就没放心上。

不过在此期间，他自己也去药店买过不少药，但好像都没有多大作用。大多时候是一吃药，马上就会有效果。但药一停，马上就变回原来的状态。后来，小陈跟一个医生朋友聊起这个话题时，朋友劝他不要瞎吃药，告诉他说速效药吃多了，不到40岁就会彻底失去性能力。小陈吓坏了，决定立即去看中医，想要用中医疗法来调理。医生观察到小陈整个人的状态都不好，诊断出他气虚很严重，而且还肾亏。就给他开了六味地黄丸，并告诉他具体的用法用量。小陈回家后，坚持服用了20

第三章
养肾健脾胃，为健康加马力

天后，明显感觉到腰膝酸软的毛病没有了，早泄的问题也解决了，他仿佛觉得自己又重新回到了25岁时的样子。

六味地黄茶

材料	熟地24克，山茱萸、淮山药各12克，泽泻、茯苓、丹皮各9克。
做法	①按照上方组成比例加大10倍剂量，研成粗末； ②每取30克，以纱布包，放入热水瓶中； ③冲入适量沸水，盖闷20分钟后即可。
用法	每日1~2剂，当天饮完。

六味地黄茶，是以六味地黄丸的材料制成的代茶饮品。六味地黄茶因配方独到，防诸流感、增强免疫力效果显著而极受欢迎。对肾性高血压有明显降压和改善肾功能的作用，并能控制尿蛋白的流失，提高血浆蛋白。另外，它因"纯中药、无药味、不含糖、口感好、易吸收、效果佳、使用方便"而被评为"中国名优产品"，十分符合现代人的健康要求，安全又可靠，是怡情养生的佳品。

功效细说

中医学认为，肾藏有"先天之精"，为脏腑阴阳之本，生命之源，故称为"先天之本"。

六味地黄丸方中重用熟地，滋阴补肾，填精益髓，为君药。山茱肉补养肝肾，并能涩精；山药补益脾阴，亦能固精，共为臣药。三药相配，滋养肝脾肾，称为"三补"。但熟地的用量是山茱肉与山药两味之和，故以补肾阴为主，补其不足以治本。配伍泽泻利湿泄浊，并防熟地之滋腻恋邪；牡丹皮清泄相火，并制山茱肉之温涩；茯苓淡渗脾湿，并

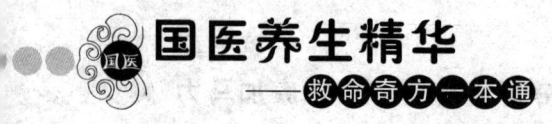

助山药之健运。三药为"三泻",渗湿浊,清虚热,平其偏胜以治标,均为佐药。六味合用,三补三泻,其中补药用量重于"泻药",是以补为主;肝脾肾三阴并补,以补肾阴为主,这是本方的配伍特点。六味地黄丸为滋阴补肾的代表方剂,常用于肝肾阴亏所致的各种疾病。

近年来,医疗界用这种药治疗多种慢性疾病和疑难病获得了良好的效果:

治疗糖尿病。每次服用六味地黄丸9克,每日服2~3次,治疗轻(中)型糖尿病效果良好,对重型糖尿病也有一定疗效。

消除肾炎蛋白尿。急性肾炎患者,经治疗水肿消失,但尿蛋白仍存在,每次服用六味地黄丸6~9克,每日服2~3次,服1~2个月后可消失。

治疗甲胎蛋白低浓度持续阳性。每次服用六味地黄丸9克,一日服2次,连续服半年至一年,可大大降低肝癌的发病率。

治疗更年期综合征。本病常伴有潮红、潮热、出汗、焦急、心悸、急躁、失眠、记忆力减退等症。每次服用六味地黄丸6~9克,每日服2~3次,连服3个月,可明显改善上述症状。

治疗五更泻。每次服用六味地黄丸10克,每日服3次。

治疗复发性口疮。每次服用六味地黄丸6~9克,每日服2~3次,一般服3~5天可见效,且愈后很少复发。如复发再服本药仍有效。

治疗牙周脓肿。每次服用六味地黄丸10克,每日服3次,服3~5天可减轻症状。

治疗慢性鼻炎。每次服用六味地黄丸9克,早晚各服1次,连服2~3个月,可有明显疗效。

治疗不同的疾病,服用六味地黄丸的疗程时间也是不一样的。按照说明书用药,每次服用六味地黄丸6克,也就是30粒左右,一天服用两次即可。需要特别注意的是，虽然六味地黄丸功效显著，副作用比较少，但也不能长期服用。

宜忌事项 ************************

1. 忌不易消化的食物。

2. 感冒发热病人不宜服用。

3. 有高血压、心脏病、肝病、糖尿病、肾病等慢性病严重者应在医师指导下服用。

"五子衍宗丸"，补肾益精都靠它

奇方也谈

- **来源**：明代名医李梴的《医学入门》。

- **成分**：由枸杞子、菟丝子（炒）、覆盆子、五味子（蒸）、车前子（盐炒）5味药物组成。

- **性状**：本品为棕褐色的水蜜丸，味甜、酸、微苦。

- **功效**：助阳补肾，填精固精，强精益髓。适用于肾虚精亏所致的阳痿不育、遗精早泄、腰痛、尿后余沥等症。

- **用法**：口服，每次6克，每日2次。

对于绝大多数家庭来说，最害怕的事情就是不孕不育，这对整个家庭都是非常大的打击。据统计，在所有不孕症中，由女方因素引起者占

45%，男方因素引起者占 25%，男女双方因素引起者占 22%，原因不明的占 2%。一般来说，女性不孕的原因除了输卵管堵塞，还有外感所致的其他严重的妇科炎症；而男性不孕的原因除了前列腺炎、精索静脉曲张、精囊炎等器质性病变外，多由于肾虚的原因，而且以阳虚为主要表现。这类人往往表现出体虚乏力、面色发白、腰膝酸软、小便常清、大便稀溏等症状。男性还可能伴有遗精、阳痿、早泄等方面的性功能阻碍；女性则以宫寒、白带清稀、性冷淡为主要表现。

针对以上症状，中医推荐了一个专治肾虚不育的传世名方——五子衍宗丸。它和"六味地黄丸"一样，是中医史上著名的补肾良方。

明朝医学家张时彻也曾说过这样一段话："男服此药添精补髓，疏利肾气，不问下焦虚实寒热，服之自能平秘。旧称古今第一种子方，有人世世服此药，子孙蕃衍遂成村落之说。"再加之制丸的五味药皆用种子部分，所以名叫五子衍宗丸，用它来改善精液质量，从而治疗不孕不育症。

病例解析

牛先生在事业上很有一股拼劲儿。年仅 28 岁的他，就已经是一个小公司的老总了。为此，周围的朋友们都十分佩服他。在别人眼里，他似乎什么也不用发愁，有房、有车、有家庭、有事业，也算是对得起他这个年龄。其实不然，他的家庭生活并没有那么顺利。

两年前，牛先生就和妻子结婚了，也准备要一个孩子了。可是两年过去了，他的妻子一直没有怀孕。在家里人的催促下，他们夫妻二人只好去市区大医院就诊。当医生问及平时有什么不良症状时，牛先生自述他们二人结婚已有 2 年，夫妻生活正常。也去过几次小医院检查，但各项结果正常。而且在此期间，他们夫妻二人的身体也没有明显不适，无

第三章 养肾健脾胃，为健康加马力

寒热，睡眠挺好，饮食也正常。后来牛先生又加了一句，说自己偶尔会有腰痛的现象，但那都是在加班工作之后才会出现。医生听完牛先生自述后，又对他进行了一番诊查，发现其舌质淡红，脉象缓微数。随即确诊为肾虚血虚型不育症，于是就给他开了五子衍宗丸，嘱咐其回去之后连服4个月，看看效果怎么样再来找他诊治。半年之后，牛先生满脸兴奋地来找之前给他诊治的医生，说自己的妻子已经怀孕两个月了。

五子衍宗茶

材料	菟丝子20克，枸杞子、车前子各10克，五味子、覆盆子各5克。
做法	①将菟丝子和车前子研碎，与覆盆子、五味子一起用双层纱布包好； ②将制好的茶包与枸杞子一起放入保温杯； ③冲入适量沸水，加盖焖置10~15分钟即可。
用法	每天1剂，以味淡为宜。

经过现代医药技术的加工，在"五子衍宗茶"的基础上，又制成了配方相同的"五子衍宗片""五子衍宗颗粒""五子衍宗胶囊"等。也有人认为，服用草药功效更好，所以也取其配方中的各种药材，精心制作了这款五子衍宗茶。但对于脾湿蕴中及下焦湿热者，则不宜饮用此茶。

功效细说

五子衍宗丸，是治疗男性不育的名方。肾虚和肾精不足是男性不育的重要原因之一，所以说，补肾益精是治疗本病的重要手段。

此方中的枸杞子滋补肝肾，陶弘景说它能"补益精气，强盛阴道（生殖功能）"。

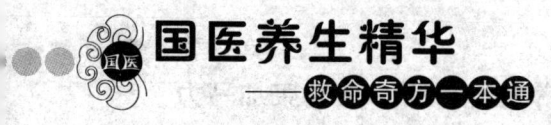

菟丝子补肝肾，益精髓，《药性论》称其"治男子女人虚冷，添精益髓，去腰疼膝冷"。

覆盆子归肾经和膀胱经，入药可益肾助阳、固精缩尿、养肝明目。主治尿频遗溺、双目昏暗。性平，味甘酸，主含覆盆子有机酸，具有雌激素样作用，亦是补肝肾、助阳固精的要药。

五味子以补益五脏，尤以强阴滋肾、生津敛汗、涩精止遗、止泻为主要功效。它性温，味酸，含有脂肪油，其非皂化部分含有强壮剂的有效成分五味子素，能兴奋机体中枢，提高人的智力活动。

车前子性寒，味甘，利尿祛湿，"通小便淋涩，壮阳，治脱精，心烦"（《日华子本草》）。此药实有补中寓泻之相反相成的作用。它的加入是方中最为精妙的地方，使得全方有补有泻，因为泻而通之，可祛除脏腑组织中的有形泻浊，使全方涩中兼通，补而不滞，更适合青壮年人服用。由此看来，五子衍宗丸的主治病症主要有以下几方面：

阳痿、早泄。多系久病不愈或恣情纵欲、肾精亏损所致阳事不举、头晕耳鸣、面白少华、精神萎靡、腰膝酸软、舌淡苔白、脉沉细。

肾虚遗精。系因平素体弱或恣情纵欲、肾虚精亏、精关不固所致的滑精频作、面色少华、精神萎靡、畏寒肢冷、舌淡、脉细弱无力。

不育症。多因肾阳不足、精血亏虚所致精液清冷、早泄遗精、久婚不育、腰膝酸痛、精神不振、健忘不寐、舌淡、脉细弱无力。

现代药理研究还表明，五子衍宗丸偶有抗疲劳、刺激雄性激素分泌作用；缩短阴茎勃起潜伏期，提高男性性活动能力；提高男性精子数及活动能力。近年来，临床验证五子衍宗丸还可用于治疗贫血、闭经、神经衰弱、滑胎、阳痿遗精、慢性前列腺炎等属于肾精不足者。所以，五子衍宗丸还被人们誉为"古今种子第一方"。

> **宜忌事项**
>
> 1. 忌不易消化的食物。
> 2. 治疗期间，宜节制房事。
> 3. 感冒发热病人不宜服用。
> 4. 有高血压、心脏病、肝病、糖尿病、肾病等慢性病严重者应在医师指导下服用。

脾虚气滞，"香砂六君子丸"来护驾

奇方也谈

- **来源**：《中药成方配本》。
- **成分**：由木香、砂仁、人参、白术（炒）、茯苓、炙甘草、陈皮、半夏（制）、生姜、大枣10味药物组成。
- **性状**：本品为黄棕色的水丸，气微香，味微甜、辛。
- **功效**：益气健脾，化痰和胃。适用于脾胃气虚、湿阻痰聚、气滞胃逆所引起的胃脘痛、呕吐、消化不良、嗳气食少、头晕肢乏、面色萎黄、口淡多痰、时吐清水或大便溏泄等症。
- **用法**：口服，每次6～9克，每日2～3次。

脾虚气滞，是一个以虚为主、虚实夹杂的病症。何为脾虚气滞？分开来讲，脾虚，是中医名词术语。泛指因脾气虚损引起的一系列脾生理

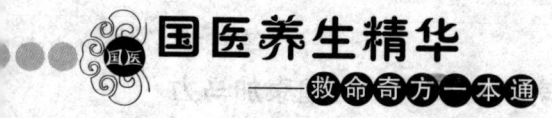

功能失常的病理现象及病证。主要包括脾气虚、脾阳虚、中气下陷、脾不统血等证型。脾虚大多是因为饮食失调、劳逸失度，或久病体虚所引起。脾虚则运化失常，随之出现营养障碍，水液失于布散而生湿酿痰，或发生失血等症。

气滞，是病证名。指脏腑、经络之气阻滞不畅。气滞是由于饮食邪气，或七情郁结，或体弱气虚不运所致。气滞于脾，则胃纳减少，胀满疼痛；气滞于肝，则肝气横逆，胁痛易怒；气滞于肺，则肺气不清，痰多喘咳；气滞于经络，则该经循行路线相关部位疼痛或运动障碍，或相应的症状。需要提醒的是，气滞过甚可致血瘀。

所以，如果出现脾虚气滞、消化不良等症，就可以用香砂六君子丸来治疗。香砂六君子丸自古就被誉为治病的良药，它是在四君子丸的基础上，增加了木香和砂仁，适用于脾胃气虚表现在消化系统上的问题，比如腹泻，吃了东西之后，胃里出现堵闷张满等现象。当然，与补中益气丸相比，这个药治疗的气虚患者往往间杂了消化不良，所以它并不是一种单纯的补气药。

香砂六君子丸，主要通过补气帮助消化，把因为气虚导致的饮食积滞推出去，是气虚人专用的消食药。如果脾气不虚，仅仅因为贪吃而"吃饱了撑着"了，可以直接吃香砂枳术丸，专门消食导滞。香砂六君子丸已有三百多年的临床经验，并得到历代医家的一致称赞和广泛应用。

病例解析

小志是一个实习生，他的实习岗位是网络销售员。因为工作任务繁重，每天晚上回到家，他就觉得头晕目眩、疲惫不堪。实习了一个月后，年纪轻轻的他就开始出现面色发黄、身形瘦弱等症状，对此他并没

第三章 养肾健脾胃，为健康加马力

放心上，只是默默忍受着继续工作。两个月后，他发现自己有些扛不住了，每天早上一起床，他都会有头晕乏力的感觉。到下午的时候，还会觉得全身发热、烦躁口渴，有时候还会口吐清水。这种情况大概持续了两个星期，他有点担心自己的身体了，于是就跟公司老总请假去看中医。经医生诊断，告诉他这是由于脾虚气滞导致的。医生分析完病因后，建议小志服用香砂六君子丸。接连服用了两个月药物后，小志头晕肢乏的现象就消失了，面色也好了不少。

香砂君子酒

材料	木香、砂仁各25克，制半夏、党参各60克，陈皮30克，白酒500毫升。
做法	①将上述药物一起置于干燥的大玻璃瓶中； ②倒入准备好的白酒，加盖密封； ③在常温下静置1周左右即可。
用法	每天取30～50毫升，分1～2次饮用。

这款"香砂君子酒"，就是借助酒力来促进身体中的气血循环，让药物的有效成分较快被身体所吸收利用，从而更好、更快地发挥出它们的功效。此外，从药物的组成成分来看，虽然"香砂君子酒"比"香砂六君子丸"少了好几味药材，但是功效却没打折扣，对付脾虚气滞等症也算是绰绰有余。当然，除了浸酒之外，也可以用它们来煎汤或泡茶饮用、煮粥食等，效果也是甚好的。

功效细说

香砂六君丸主要用于脾胃气虚、湿阻痰聚、气滞胃逆所引起的胃脘痛、呕吐、消化不良、嗳气食少、头晕肢乏、面色萎黄、口淡多痰、时

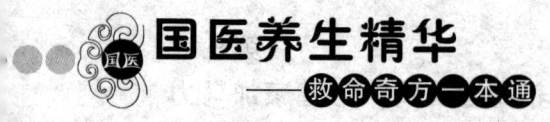

吐清水或大便溏泄等症。临床表现为胃脘不适，疼痛胀闷，喜温喜按，劳累或受凉后发作或加重，泛吐清水，神疲乏力，胸闷嗳气，食少纳呆，大便溏泄，舌淡苔白，脉细弱。现代多用于胃溃疡、十二指肠溃疡、慢性胃炎、慢性肝炎、慢性胆囊炎、妊娠反应、胃下垂等症。那么，香砂六君丸的主要作用与功效是什么？

胃痛。胃痛是指胃脘近心窝处疼痛的疾病，又称胃脘痛，多由寒邪犯胃、饮食伤胃、肝气犯胃、肝胃郁热、瘀血停滞、胃阴亏虚、脾胃虚寒等原因均可导致胃失和降、气机阻滞所致。

泄泻。泄泻是以排便次数增多，粪质稀薄或完谷不化，甚至泻出如水样为特征的病证。本病多由外感寒湿、暑热、饮食不节损伤脾胃；情志失调、肝气郁结以及脾胃虚弱、肾阳虚衰、运化失常、传导失职引起的脾胃功能障碍而发生泄泻。

香砂六君子丸，虽然也能补气养血，但因为其中有朱砂，所以比人参归脾丸更针对睡眠问题。倘若因为脾气虚导致心血虚而失眠，那么，这两个药是可以互换着用的。但是，如果想用柏子养心丸来解决面黄肌瘦、月经不调等问题，就是不对症下药，非但不会有效果，反而会引起一些副作用。因为香砂六君子丸主要是针对睡眠的，若是不用在失眠上，其中的朱砂就没有用武之地了。

宜忌事项

1. 忌食生冷油腻不易消化的食物。
2. 不适用于口干、舌少津、大便干者。
3. 不适用于急性胃肠炎、主要表现为恶心、呕吐、大便水泻频频，脘腹作痛。

第三章
养肾健脾胃，为健康加马力

胃动力不足，用"人参健脾丸"来补

奇方也谈

- **来源**：明代名医王肯堂的《证治准绳类方》。
- **成分**：由人参、白术（麸炒）、茯苓、山药、陈皮、木香、砂仁、炙黄芪、当归、酸枣仁（炒）、远志（制）11味药物组成。
- **性状**：本品为棕褐色至棕黑色的大蜜丸，气香，味甜、微苦。
- **功效**：健脾益气，和胃止泻。适用于脾胃虚弱所致的饮食不化、脘闷嘈杂、恶心呕吐、腹痛便溏、不思饮食、体弱倦怠等症。
- **用法**：口服，每次2丸，每日2次。

胃动力不足，也就是通常所说的消化不良。如果把人们的身体比作一台精密的机器，那么，人们的胃就相当于"发动机"。食物在胃中经过消化、分解之后，才能产生营养、能量，供给身体活动所需。可以想象，一旦"发动机"没了动力，机器的运转必然大受影响。可是由于各种原因，胃动力不足者大有人在。

从生理学的角度来讲，胃主要分为近端胃和远端胃。前者主要负责容纳和储存吃下去的食物，后者主要负责对食物进行混合与研磨。胃部通过这种有规律的蠕动，将消化后的食物推送到十二指肠，这个过程叫"胃排空"。正常情况下，需要4~6个小时才能将胃中的食物消化掉，被身体吸收和利用，并进行正常的新陈代谢。

然而，也有不少人消化功能弱，即使是正常的饮食都难以消化。所以，这类人群在每次饮食过后，总感觉肚子胀胀的，好像是未消化的饮食，又像是一股气在胃肠内滞留而发胀。这些都是因为胃动力不足，正常的蠕动功能减弱，导致胃的内容物排空延迟或受阻，进而出现一系列的不适，比如腹胀、隐痛、嗳气、食欲下降，甚至恶心、呕吐等症状，都与胃动力不足有关。

中医认为，对于消化力弱、胃动力不足的人来说，具有健脾益气功效的人参健脾丸就是一个理想的选择。可以用它来治疗脾胃虚弱所致的饮食不化、脘闷嘈杂、不思饮食等症，甚至对于脾气不足、体弱倦怠、恶心呕吐、腹痛便溏等病症也有着十分理想的效果。

病例解析

田女士，在一家公司当销售副总。她是公认的女强人，任何事情都必须亲力亲为，绝不怠慢半分钟。即使是节假日，她也是一副忙忙碌碌的样子，好像总有忙不完的工作。她的闺蜜也曾劝她不要过得那样辛苦，适当的时候也要放松一下身体。但她永远只是一笑而过，从没有改变过。再好的身体，也经不起她那么折腾。

前段时间，田女士感觉自己的身体很不舒服，为了不影响正常工作，她只能去看中医。她自述：已经连续一个月夜不能寐，即使很早躺床上酝酿瞌睡，也依旧睡不着。不仅如此，最近两周，她又开始有脘腹胀闷的感觉，偶尔还有恶心呕吐、不思饮食的症状，以至于她都没有充足的精力去忙工作了。

医生诊断一番后，告诉她这是胃动力不足造成的，需要健脾益气，才能进一步促进胃动力。在医生的建议下，田女士坚持服用了一个月人参健脾丸后，上述症状就有了好转，精神状态也比以前好多了。在服用

第三章
养肾健脾胃，为健康加马力

两个疗程后，田女士之前所有的不良症状都完全治愈了，她终于可以正常工作了。但是这一次，她没有之前那么拼命了，工作时认真工作，周末就会约朋友出去娱乐。劳逸结合，从那之后，她的身体再也没出现过什么大毛病。

人参健脾粥

材料	炒白术10克，人参3~5克，山药10~20克，大米50~100克。
做法	①将白术、人参和山药一起研成粉末； ②先把大米淘洗干净，入锅添水适量，再用大火烧煮； ③待粥煮沸后，转小火，再加入处理好的药食，继续熬煮至粥成； ④食前调入适量蜂蜜或红糖来调味。
用法	每天1剂，分次温服，当日服完。

这道人参健脾粥中的人参性微温，是一种名贵药材，素有"百草之王"的称号，久服健身延年，有很大的医疗价值和经济价值。古往今来，众多医家都推崇冬季吃参养生。这道人参健脾粥具有大补元气、补脾益肺、生津安神之功效。

功效细说

在人参健脾丸的组成成分中，人参、白术是主打药物。此方中的人参既是劳伤虚损的补益大药，也有助于改善腹胀食少、反胃吐食、大便溏泻等功能性消化不良症状。

白术以补气健脾、燥湿和胃等为主要功效。对于脾胃气虚、水湿内停、运化无力所致的腹胀食少、大便稀溏等症也十分有效，是补脾胃、

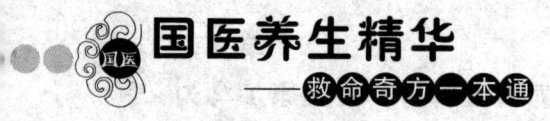

调理人体消化系统功能的常用药材。

山药是一种食物，也是一种药材，用作食补它名列榜首，具有"第一补"的称号。中医认为，它性平，味甘，归脾、肺、肾三经。具有补益脾肾、滋养强壮、助消化、补虚止泻等多种功效。

茯苓、砂仁健脾化湿和胃，共为臣药。陈皮、木香理气醒脾；当归、酸枣仁、远志养血宁心，血足则气行，有助脾胃运化；共为佐药。全方以补为主，以行为辅，气血兼顾，共奏健脾养胃，化湿止泻之功。然而，人参健脾丸不同的搭配，功效应用也随之不同。

健脾益气除湿。人参健脾丸搭配参苓白术散。参苓白术散的成分有人参、茯苓、山药、莲子，起到补脾胃，益肺气作用；人参健脾丸健脾益气，和胃止泻，两方合用有健脾益气、除湿之功效。

脾胃虚寒。人参健脾丸搭配附子理中丸。附子理中丸是一种常用药方，百姓经常用它来治疗肠胃上的疾病，具有温中健脾作用；人参健脾丸具有健脾益气，和胃止泻的作用；两者联合服用效果更好。

健脾养胃。人参健脾丸搭配健脾八珍糕。人参健脾丸主要由白术、陈皮、当归、茯苓等组成，现代多用于消化不良性腹泻等属脾胃虚弱；而健脾八珍糕健脾益胃，主要是用于老年、小儿及病后脾胃虚弱，可口服炖服，亦可干服，两者联合使用健脾养胃，改善脾胃虚弱问题。

在临床上，人参健脾丸还具有以下三个主要功效：补气健脾，和胃消食；用于脾胃虚弱之精神倦怠、面色萎黄、不思饮食、脘腹胀、肠鸣泄泻等症；现代多用于慢性胃肠炎、十二指肠溃疡、消化不良性腹泻、胃肠功能紊乱、过敏性结肠炎、营养不良等属脾胃虚弱、运化失常者。

第三章 养肾健脾胃，为健康加力

宜忌事项 ★★★★★★★★★★★★★★★★★★★★★★★★★★

1. 有心、肾功能不全的患者，应在医师指导下服用。
2. 本品宜饭前服用或进食时服。
3. 服本药时不宜同时服用藜芦、五灵脂、皂荚或其制剂。
4. 服药时不宜喝茶和吃萝卜，以免影响药效。
5. 不宜和感冒类药同时服用。
6. 服用前应除去蜡皮、塑料球壳；本品可嚼服，也可分份吞服。

"补中益气丸"，健脾胃的良药

奇方也谈

● **来源**：金代医家李杲的《脾胃论》。

● **成分**：由炙黄芪、党参、白术（炒）、当归、升麻、柴胡、陈皮、炙甘草、生姜、大枣10味药物组成。

● **性状**：本品为棕色的水丸，或为棕褐色至黑褐色的小蜜丸或大蜜丸，味微甜、微苦、辛。

● **功效**：补中益气，升阳举陷。适用于脾胃虚弱、中气下陷所致的体倦乏力、食少腹胀、便溏久泻、肛门下坠等症。

● **用法**：口服，小蜜丸每次9克，大蜜丸每次1丸，每日2~3次。

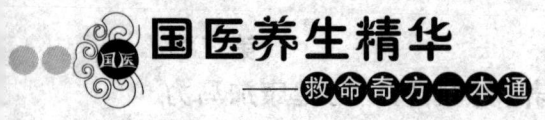

对于内脏下垂一类的疾病，比如胃下垂、肾下垂、子宫下垂、脱肛等症，人们肯定或多或少也听说过一些。中医认为，这些症状指的就是中气下陷，又称脾气下陷导致的病症。那么，什么是中气下陷呢？这是一个中医术语，中气是指中焦脾胃之气，有保持人体内脏固定位置的作用，支持着人体的正常功能。如果由于各种原因导致脾胃气虚，那么中气就会向下走。此时，人们除了会感觉到全身乏力，说话提不上来气，脸色苍白，腹泻等症状外，更有甚者还会出现脱肛、胃下垂，女性子宫下垂等内脏下垂病症，以上这些都属于中医的中气下陷证。

一般来说，素体虚弱、久泻久痢，劳累过度，女性孕产过多，产后失养等症，都是导致此类疾病的罪魁祸首。所以，于防、于治都需要从健脾胃开始，以升阳举陷为主。有内脏下垂一类的疾病，首先就要考虑是脾气下陷所导致的。如果想要用中成药来进一步调理脾胃、改善脾气下陷的症状，都可以用补中益气丸来治疗，它对劳伤、饮食不节等原因而导致的脾胃虚弱、中气下陷有良效。

当然，除了上述病症外，补中益气丸还可以广泛用于治疗营养不良、贫血、慢性胃炎、低血压、慢性结肠炎、慢性痢疾、慢性胆囊炎等多种病症中属中医气虚证者。

病例解析

莹莹毕业后就在一家杂志社当杂志编辑。因为这是她人生的第一份工作，所以她十分珍惜。上班第一天，老板就给她安排了很多工作，这对于她一个刚毕业的小毛孩来说，的确有着很大压力。可是好强的她，不想自己的工作被人嫌弃，只好硬着头皮去尽力做好。

一个月过去了，莹莹整个人没精神不说，面色也不好，甚至还出现了头痛的问题。到下午两三点的时候，莹莹还发高烧，一量体温居然在

38℃左右。除此之外,她还觉得心情烦躁,口渴想喝热水。刚开始,她以为是在办公室内呆久了引起的燥热。她去楼道里透气回来发现身体好多了,于是继续工作。两个礼拜后,她觉得这样扛下去不是办法,想去医院做下检查。但让人意外的是,她的各项指标都正常,这是为什么呢?

后来,她又去看中医。她把自己近期的身体状况如实告诉了医生,医生又为她细心诊治一番,告诉她那是由于脾虚、气虚导致的发热,适当减轻压力,按时休息,体温就会低一点。之所以会发热,就是因为脾气虚,中气无法达到体表,郁积在身体中不出去,就会引起头晕发热,紧接着会觉得口渴想喝热水。莹莹在医生的建议下,连续服用了半年补中益气丸之后,无名的低热就消失了。

补中益气茶

材料	薏仁25克,黄芪10克,生姜6克,党参、红枣各5克,水500毫升。
做法	①将薏仁、生姜、红枣洗净; ②锅中放入薏仁、黄芪、生姜干炒至黄后,入研钵磨碎备用; ③保温壶中加入所有茶材与沸水,闷泡约5~10分钟后,滤除茶渣即可饮用。
用法	每天1剂,当天饮完。

这道补中益气茶具有补中益气、升阳止泻之功效。其配方合理、四季皆宜、饮用方便。主要适合于脾胃气虚者,比如饮食减少、体倦肢软、面色苍白等症。此外,对脱肛、子宫脱垂、久泻久痢、崩漏等病症者饮用也有很好的作用。每日当茶服饮,坚持一个月后,定会看到一个容光焕发、精神饱满的自己。

功效细说

补中益气丸是由补中益气汤衍生而来的，是常见的中成药。补中益气汤是李东垣在《脾胃论》中为内伤热中证创立的甘温除热法的代表方剂。李东垣认为，饮食失节、劳倦过度、强烈的精神刺激等，都是导致脾胃疾病的主要因素之一。脾胃是气血生化之源，为精气升降运动之枢纽。所以，一旦脾胃生病，则百病丛生。

此方中的党参和炙黄芪都可补中益气，用于气虚乏力；当归则可以润肠通便、补充气血、调经止痛；炙甘草和白术都可用于脾胃虚弱，有健脾调胃、益气复脉之效；白术还可以燥湿利水、止汗安胎；柴胡可用于气虚下陷、肝气郁结、月经不调。将上述几种药材合用，则脾胃强健，中气充足，除劳倦寒热，气陷自举。

近年来，经临床实践证实，补中益气丸还有不少新用途：

老年气虚感冒。取苏叶3克，捣碎后，用开水浸泡，以过滤汁为引送服补中益气丸，每日早、晚各1丸。

小儿厌食症。补中益气丸，2～3岁，每次1/4丸；3～5岁，每次1/3丸；5～7岁，每次1/2丸；7～12岁，每次2/3丸；每天2次，饭后温开水送服。3个月为一疗程。

白细胞减少症。补中益气丸，口服，每次2丸，每日3次，15日为一疗程，可连续用药3～4个疗程，直至痊愈止。

胃黏膜脱垂。补中益气丸，每次1丸口服，每日早、晚各1次。另口服庆大霉素4万单位，每日3次，连续用药14天为一个疗程。

防治褥疮。连续服补中益气丸2～3个月，褥疮可明显缩小；配合局部护理可获痊愈。长期卧床有发生褥疮危险的老年人，服药后有预防作用。补中益气丸能改善免疫功能，提高皮肤对细菌感染的防御能力，有利于褥疮恢复。

治脱肛。用补中益气丸口服液，每服1支，每日2~3次。一般用药15~20天即得显著疗效。本品能增强肠道平滑肌张力。故对脱肛有良效。

治肠道易激综合征。用补中益气丸，每日2次每次1丸，15天为1个疗程。结果34例中治愈20例，有效8例。痊愈的病例经随访半年均未见复发。

治顽固性头痛。取中药蔓荆子、川芎、全蝎各6克，藁本10克，白芷15克，细辛8克，水煎送服补中益气丸，每日2次，每次1丸，五天为1个疗程，对治顽固性头痛有良效。

治眼睑下垂。对于眼睑下垂、上睑不能上举、眼难睁大并疼痛的患者给予补中益气丸，每日2次、每次1丸，一般服药半月即见效。

目前，补中益气丸已广泛用于内、外、皮、妇、儿、五官科的数十种病症，诸如营养不良、贫血、慢性胃炎、慢性肝炎、感冒、发烧、支气管炎、肺炎、肺心病、冠心病、心律失常、高血压、低血压、白细胞减少症、慢性结肠炎、慢性痢疾、脱肛、便血、慢性胆囊炎、胃下垂、泌尿系结石、失眠、重症肌无力、眼睑下垂、月经不调、男性不育、顽固性头痛等症。

宜忌事项

1. 忌不易消化的食物。
2. 感冒发热病人不宜服用。
3. 有高血压、心脏病、肝病、糖尿病、肾病等慢性病严重者应在医师指导下服用。

脾胃虚寒，"附子理中丸"能改善

奇方也谈

- **来源**：宋代太平惠民合剂局的《太平惠民和剂局方》。
- **成分**：由附子（制）、党参、白术（炒）、干姜、甘草5味药物组成。
- **性状**：本品为棕褐色或棕黑色的水蜜丸或黑褐色的大蜜丸；气微，味微甜而辛辣。
- **功效**：温中健脾。适用于脾胃虚寒、脘腹冷痛、呕吐泄泻、手足不温等症。
- **用法**：口服，每次1丸，每日2~3次。

李东垣曾经指出，"内伤脾胃，百病丛生"，说明脾胃虚衰是生百病的关键原因。中医认为，脾胃为"后天之本""气血生化之源"，脾胃的强弱，是决定人之寿夭的重要因素。明代医家张景岳也曾提出："土气为万物之源，胃气为养生之主。胃强则强，胃弱则弱，有胃则生，无胃则死，是以养生家必当以脾胃为先。"由此可见，脾胃健旺是人们健康长寿的重要基础。

脾胃虚寒是中医名词术语。很多人可能会觉得这个病很悬乎。其实，这是一种十分常见的疾病。脾胃虚寒和脾阳虚实际上属于同一性质。那么，脾胃虚寒的病因是什么呢？比如，饮食不节制、经常吃冷饮

第三章
养肾健脾胃，为健康加马力

或冰凉的食物等，再加上生活节奏快，精神压力大，经常不按时吃饭，思虑过多等，这些都很容易导致脾胃虚寒。随着天气、饮食的变化，症状会日渐加重，常常表现为胃部隐隐作痛、没有胃口、消化不良、便秘、乏力等症状。不难看出，脾胃虚寒其实也是由脾胃气虚发展而来的。

而附子理中丸，就是一个专门治疗脾胃虚寒冷痛的良方，临床效果非常好。它的前身是"附子理中汤"，在原方的基础上，经过后人加工而成的有"附子理中片"等。附子是什么？《本草正义》里形容说："其性善走，故为通行十二经纯阳之要药，外则达皮毛而除表寒，里则达下元而温痼冷，彻内彻外，凡三焦经络，诸脏诸腑果有真寒，无不可治。"

而"理中汤"是由张仲景创立的，因为它的药物组成全是纯阳的热药：人参、干姜、白术、甘草等。后来，这个方子又被用到宋代，还增加了附子，也就是现在的附子理中丸。所以，它最好的治疗对象是阳气不足、阴气过盛带来的问题，这种人的典型症状就是极端怕冷，特别是腹部。

病例解析

刘大姐，中专护理专业毕业。结婚之后，为了照顾孩子，她毅然放弃了护士的工作。等到子女们都上大学后，她才决定继续上班，原先的单位是回不去了，她只好去一家酒店当保洁。每到春秋之时，她的胃就会隐隐作痛，吃什么都没有胃口。在此期间，刘大姐服用了不少疏肝和胃药物，似乎都没有起太大作用，但也好像没有什么副作用。刘大姐担心是胃癌，就去医院做检查，可是连胃癌的影子都没有。后来，无意之中听到她的一个亲戚说是老家哪里有个诊所，什么胃病都能治疗。她信

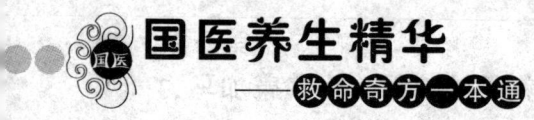

以为真，立即让老家亲戚给她邮寄了一些药。刘大姐按时服用，结果疗效还是一般。无奈之下，刘大姐决定去看中医。医生听完刘大姐自述病情，随后就给她开了两个疗程的附子理中丸。然后告诉她平时要多注意防寒保暖，尤其是腹部保暖工作要做好。药还没全部用完，刘大姐就感觉最近的病症好了许多，腹部好像有股热量，也不怕外寒的侵袭了。

附子理中粥

材料	附子（制）、干姜、甘草各5克，大米100克，红糖或白糖适量。
做法	①将附子、干姜、甘草一起用少量冷水浸泡15~20分钟； ②把以上药物加入药锅，并添水约400毫升，煎煮至水减半时取药汁待用； ③大米淘净，入锅添水约400毫升，大火烧开后转小火熬煮，待水快干时加入药汁； ④继续熬煮至粥成，最后加入红糖或白糖，调味即可。
用法	每天1剂，可分次温服。

附子，又名附片、熟附片、川附片等，是毛茛科多年生草本植物乌头的子根的加工品。肾阳以益火，是一味温里回阳、散寒止痛的要药。临床研究发现，附子上通心阳以通脉，中温脾阳以健运，下补肾阳以益火。一般认为，煮粥服食，以脉微细无力或沉迟，舌苔薄白而舌质淡胖，大便稀溏者最为适宜。而这道附子理中粥，就是他们的不二选择。

功效细说

附子理中丸可温中健脾。主要用于脾胃虚寒，脘腹冷痛，呕吐泄泻，手足不温。附子味辛、甘，性大热，归心、肾、脾三经，是中医临床常用的温里药之一,并享有"回阳救逆第一品"的美誉。以回阳救逆、补火助阳、散寒除湿为主要功能。

干姜味辛,性热,归脾、胃、心、肺四经,以温中散寒、回阳通脉为主要功效,适用于脘腹冷痛、呕吐泄泻、寒湿痹痛等症。

甘草是一种补益中草药,可健脾补胃、补脾益气、清热解毒、缓急止痛、调和诸药。在方中除了补益脾胃、治疗脘腹疼痛外,还可以有效除去附子的毒性和烈性,让药性变得和缓、药方变得安全。

党参味甘,性平。有补中益气、止渴、健脾益肺,养血生津的功效。用于脾肺气虚,食少倦怠,咳嗽虚喘,气血不足,面色萎黄,心悸气短,津伤口渴,内热消渴。

白术味苦,甘,性温。有健脾益气,燥湿利水,止汗,安胎的功效。用于脾虚食少,腹胀泄泻,痰饮眩悸,水肿,自汗,胎动不安。

附子理中丸的作用主要表现在:一是调节胃肠道运动,可明显增强胃张力及胃蠕动,加快胃排空;二是增强体力和抗寒能力,脾虚动物经附子理中丸治疗后,在4℃冷水中游泳时间明显延长,表明该药能显著增强脾虚动物的体力和抗寒能力。三是对醋酸引起的小鼠腹痛有明显的镇痛作用,还能显著提高脾虚动物的免疫功能。

另外,附子理中丸的功效还包括以下几项:

脾胃虚寒。比如,对于阳气不足引起的脘腹冷痛、呕吐腹泻、腹胀肠鸣、不欲饮食、手足发凉等症及脾肾两虚,寒凝不化所致之精神倦怠,形寒肢冷,不思饮食,脘腹冷痛,大便溏泄,带下清稀等症均有疗效。

胃、十二指肠溃疡。用附子理中汤合黄芪建中汤治疗胃、十二指肠溃疡取得较好的疗效。

腹泻。有人分别用附子理中丸(汤)治疗不同原因引起的腹泻,取得满意疗效。用人参健脾丸合用附子理中丸治疗慢性腹泻,用参苓白术散合用附子理中丸治疗慢性腹泻均可获得一定疗效。

附子理中丸还可用于治疗窦性心动过缓、过敏性紫癜,复发性口腔溃疡等。

从附子理中丸的作用与功效中,不难看出,其主要用于调节肠胃,健脾养胃,进行镇痛,提高免疫功能,对手足不温等症状有着很好的疗效,出现肠胃上的疾病也可以用附子理中丸来治疗的。

宜忌事项 ****************************

1. 忌食不易消化的食物。

2. 感冒发热病人不宜服用。

3. 有高血压、心脏病、肝病、糖尿病、肾病等慢性病严重者应在医师指导下服用。

4. 哺乳期妇女、儿童应在医师指导下服用。

"香砂养胃丸",专治胃反酸

奇方也谈

● 来源:清代名医沈金鳌的《杂病源流犀烛》。

● 成分:由木香、砂仁、白术、陈皮、茯苓、制半夏、(醋)香附、炒枳实(炒)、豆蔻(去壳)、姜厚朴、广藿香、甘草12味药物组成。

第三章
养肾健脾胃，为健康加马力

● **性状**：本品为亮黑色的浓缩丸，气微，味辛、微苦。

● **功效**：温中和胃。适用于胃阳不足、湿阻气滞所致的胃痛，痞满，胃痛隐隐、脘闷不舒、呕反酸、嘈杂不适、不思饮食、四肢倦怠等症。

● **用法**：口服，浓缩丸每次8丸，每日3次。

反酸是一种常见的临床症状，指胃内容物经食管反流达口咽部，口腔感觉到酸性物质；如果十二指肠内容物经胃、食管反流达口咽部，口腔感觉到出现苦味物质，称为十二指肠胃食管反流。多由于贲门功能不全和胃功能障碍逆蠕动致酸性胃液反流至口腔。反酸只是症状，并非一种疾病。治疗原则应首先消除病因、合理控制和缓解症状。那么都哪些因素会导致反酸呢？

饮食习惯。可以说饮食方面因素占所有原因中的绝大部分，如果日常饮食安排不合理或者是不科学，同时有各种不良饮食习惯的话，都有可能会影响肠胃健康，出现反酸的现象。

遗传因素。反酸主要是胃酸分泌过多，胃酸分泌不是直接属于遗传病，但遗传可以让人的体质不同，不同体质胃酸分泌的水平是不一致的，对胃酸过多的影响不容忽视。

肠胃疾病。常见的慢性胃炎、胃或十二指肠溃疡、反流性食管炎等，可促使胃酸增多。如果拖延不治，也会出现反酸的症状。

香砂养胃丸，主要用于因寒湿阻滞、脾胃运化无力、消化机能减弱所致的消化不良，比如食后腹胀、不思饮食、嘈杂不适、呕反酸、肠鸣便溏、四肢倦怠无力、气短懒言、面色萎黄等症。对于包括反酸在内的寒湿阻滞、脾胃运化无力所致的一切病症都有着良好的疗效。

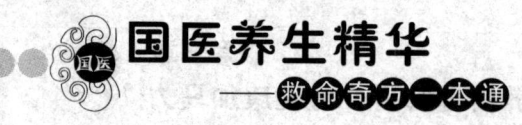

病例解析

小雯一直以来身体都没什么问题,一年里连感冒都几乎没有过。每到冬天,她们公司的人一个个都好像在轮流感冒,唯有她好像百毒不侵,没有一点儿不舒服。可是,最近一段日子,小雯发现自己有了反酸的毛病,无论吃什么,都会反酸,她苦恼极了。虽然这不是什么大病,但是胃中的酸水不停地往上泛冒,有时候还有一种恶心呕吐之感,实在是难受至极。好不容易熬到周末,她决定去看中医。小雯告诉医生说自己除了以上毛病之外,还偶尔有嘈杂不适、腹胀、大便溏薄等症状。医生仔细看了看她的舌苔,白如雪花状,舌边还有齿印。经过一番诊断,医生告诉她这是寒湿阻滞的缘故,随后给她开了一盒香砂养胃丸,让她回家服用一段时日看看效果,还特意嘱咐她这是小毛病,千万不要过于着急。回家后,小雯就按时服药,没想到效果很好,还没吃完一盒,她就发现自己反酸的症状显著减轻。吃完整一盒后,其他不适之症也随之消失了,她的身体终于又回到从前的健康状态了。

香砂养胃茶

材料	木香、砂仁、广藿香各3克。
做法	①将以上药物一起研成粗末,制成茶包; ②将制好的茶包放入保温瓶或茶壶中,并冲入适量沸水; ③加盖静置20分钟即可。
用法	每天1剂,以味淡为宜。

在制作这款香砂养胃茶时,需要特别注意的是,广麝香的用量切不可过多,以3~9克为宜。而且,无论是"香砂养胃丸",还是用木香、砂仁和藿香所制成的药膳、茶汤以及茶水,都只适用于寒湿中阻所致的呕反酸之症。

第三章
养肾健脾胃，为健康加马力

> **功效细说**

中医学认为，脾主运化水湿，脾气虚就会导致水谷、水湿运化、输布失常，从而导致痰湿化生，痰湿上渍于肺，壅遏肺气则会出现咳嗽咳痰。所以，又有"脾为生痰之源，肺为贮痰之器"的说法。

香砂养胃丸组方是以益气健脾、理气化痰的基础方"香砂六君子汤"为主，在其配方中，则又添加了枳实、厚朴、香附、豆蔻、藿香等中药，加强了行气、温中、化湿的作用，比香砂六君丸的药性更温热一些，适用于脾胃虚寒引起的消化不良、胃部不适或隐痛、反酸，不思饮食等症状。

香砂养胃丸中的白术、茯苓等、甘草健脾益气，陈皮、半夏、木香、枳实、厚朴、香附疏肝理气，藿香、砂仁、豆蔻芳香化湿，温中和胃。诸药合用，虚实兼顾，升降相协，脾胃之性，恰中病机。所以，香砂养胃丸可用于浅表性胃炎的治疗。

另外，因脾胃虚寒引起恶心反酸时，服用香砂养胃丸时可用姜汤送服，能进一步加强降逆止呕的功效。

近年来，香砂养胃丸还有许多新功用：

呼吸道感染。在常规抗炎和抗病毒治疗的基础上加用香砂养胃口服，每次9克，每日2次。可提高疗效，促进机体恢复。

老年性肠功能紊乱及胃神经官能症。口服香砂养胃丸每次4.5克，每日3次，待大便基本正常后，每日服两次或隔日服两次，以巩固疗效。该品能使消化液分泌增加，改善食欲，促进肠道积气排出，故能芳香健胃，驱风行气，治疗肠功能紊乱。

胃与十二指肠溃疡。该品对胃黏膜的溃疡面有保护作用，并可使溃疡愈合，且有解痉镇痛作用。

胃大部分切除后的胃痛、呕吐、纳呆等。服用香砂养胃丸最好用温

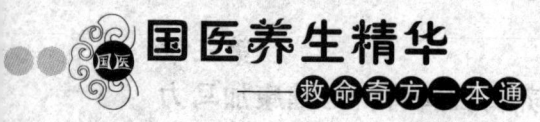

开水,并且服用期间不要吃生冷食物,因为生冷的东西能加重寒湿,不利于药效发挥,同时该药芳香温燥,如果出现胃部灼热,隐隐作痛,口干舌燥等热证则不宜服用本药。

以上是香砂养胃丸的一些功用。可见,香砂养胃丸对一些胃病具有很好的治疗作用。然而,人们也常说,"胃病三分靠治七分靠养"。所以,只有积极配合治疗,合理调整饮食,才更有利于胃病的康复。

宜忌事项*************************

1. 饮食宜清淡,忌烟、酒及辛辣、生冷、油腻食物。

2. 胃阴虚者不宜用,主要表现为口干欲饮、大便干结、小便短少。

3. 哺乳期妇女谨慎使用。

4. 有高血压、心脏病、肝病、肾病等慢性病严重者应在医师指导下服用。

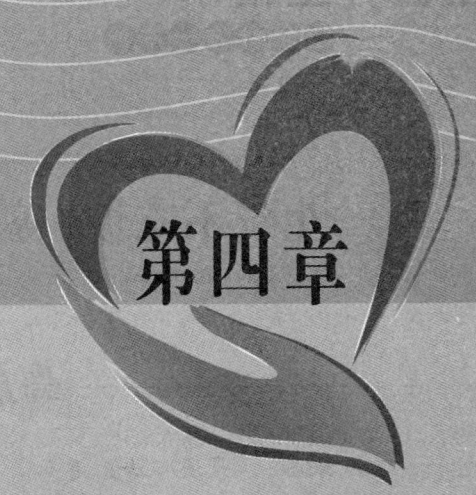

第四章

补肝养肺，身心和谐的重要课题

中医认为，肝，具有藏血、主疏泄和主筋等功能，它相当于人体组织中调节气血的"枢纽"。如果肝功能不好，或者说出了什么毛病，脾胃所化生的血液就无所藏，人体中的气机疏泄、条达也会失常，容易出现肝血不足、气机阻滞或逆乱等现象。

肺，被视为呼吸系统的主要器官。在一呼一吸之间，肺便完成了身体内部与大自然的沟通。简言之，肺完成了体内外清浊之气的交换。如果一口气提不上来，呼吸将无法继续进行，体内的浊气也就无法排出，这就预示着生命即将结束。

在生理上，肝与肺密切相关，协调为用；在病理上，肝与肺相互影响，互为因果。因此，在临床上，对于气机失常所致的病变，应当注重从肝肺进行调理，使之重新恢复协调平衡状态。所以说，补肝养肺，是身心和谐的重要课题之一。

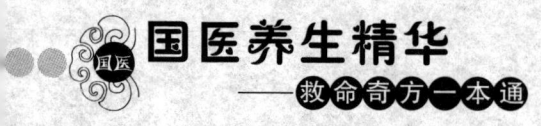

生气不吃饭，就吃"越鞠丸"

奇方也谈

- 来源：《丹溪心法》卷三。
- 成分：由香附（醋制）、川芎、栀子（炒）、苍术（炒）、六神曲（炒）5味药物组成。
- 性状：本品为深棕色至棕褐色的水丸，气香，味微涩、苦。
- 功效：理气解郁，宽中除满。适用于胸脘痞闷、腹中胀满、饮食停滞、嗳气吞酸等症。
- 用法：口服，每次6~9克，每日2次。

在社会中，人与人打交道，难免会遇到惹人生气的事情。当您生气之后，不仅心情不痛快，身体也会感到不舒适。有些气性大的人，还会影响到正常的饮食，也就是人们所说的"气得吃不下饭"。殊不知，如果您长期爱生气，还可能导致许多疾病的产生。

中医认为，"百病皆生于气"。这里的"气"指的是功能，胃气就是指胃功能。胃气虚的人通常消化功能较弱，稍微吃些油腻、黏性的食物就会堵在胃内。由于功能不足，"气郁"可能使全身功能失调，这也是心理因素能诱发的疾病。因此，理气能帮助豁达情绪，调理失调功能，只有"气"顺了，人才能不生病。这个"气"不仅是情绪，五脏的脏气也包含其中。

第四章
补肝养肺，身心和谐的重要课题

七情所伤，气郁为先。人体的各种生理活动，以气为动力，能推动脏腑气化。若情志过极，忧思郁怒，肝气郁结，疏泄失常，气机郁滞，气郁由此而成。所谓气郁，通常是指肝气郁结。可见，"气郁"是疾病的重要诱因，胃内的异常感受是"气郁"后的常见表现。而越鞠丸，就是帮人消气的，把因气而生的病扼杀在萌芽之中。

从中医的角度来讲，人在生气的时候最伤肝。因为肝具有疏泄和条达的功能，管理着人体一身气机的通调。如果肝气郁结不畅，人体一身气机就会因此变得缓慢。尤其是肝脾相利，肝郁气滞，肝气乘脾，脾胃又互为表里。所以，脾胃功能失常，人也就没有了食欲。

病例解析

于女士的眉宇之间就透露出她是一个容易生气、脾气暴躁的人。但即便如此，也没有影响到她的正常工作。据说，她刚进入那家设计公司时，只是一名小小的设计人员。然而，短短半年的时间，她就坐到了总监的位置上，可见其能力。不难猜出，她目前所得的一切，肯定是付出不少努力的。在工作中，于女士动不动就大发雷霆，还总是训斥自己手底下的人，总嫌弃他们办事不利落，拖了其他人的后腿。为此，她的同事还给她起了个"冷孔雀"的绰号。因为只要在公司，她永远是一副冷冰冰的样子，好像在公司就只能谈工作，不能谈感情。这样一个痴爱工作的人，是真的很难做到按时吃饭，按时休息的。再加上常年的工作压力，于女士的身体出现了一些不适，典型症状就是：太硬的东西吃不了，也不能多吃，吃多了就会食积；一遇到事情就生气，一生气就没有胃口吃饭。后来，在中医的建议下，她开始服用越鞠丸，一开始她还质疑："这个药不是吃多了撑着的时候才吃的吗？"但是，连续服用一段时间之后，于女士的食积现象消失了。不管是在工作，还是生活中遇到问题，于女士都会淡定对待，该吃饭吃饭，该处理问题处理问题，吃不下去饭的现象很少出现了。

越鞠粥

材料	香附6克，川芎5克，六神曲10克，大米50~100克。
做法	①先将香附和川芎用少许冷水浸泡15分钟，将大米淘洗干净； ②再将两种处理好的药食一起下锅，添水适量，用大火烧开后，转小火熬煮； ③最后将六神曲研成粉末，也加入锅中，继续熬煮至粥成，拣出香附和川芎即可。
用法	每天1剂，可分次温服。

之所以要用"越鞠"作为药名，就是因为鞠有藤条之意，在这里代指气郁。越，有解开之意，越鞠就是解开郁结之气的意思。在此时，如果坚持用以理气解郁、宽中除胀为功用的"越鞠粥"来调治，气顺了，自然就有足够的运力让脾胃实现它们的功能，人也就自然恢复了食欲，确实是两全其美之事。

功效细说

越鞠丸方为治疗气郁乃至血、痰、火、湿、食诸郁轻症的常用药方。气郁则升降不行，运化失常，故见胸膈痞闷，脘腹胀痛，嗳腐吞酸，恶心呕吐，饮食不消等症。气郁可因血、痰、火、湿、食诸郁所致，反之，气郁也可导致血、痰、火、湿、食诸郁。因此，本方着重行气解郁，因气行则有助于血、火、湿、食等郁滞的消除。

第四章
补肝养肺，身心和谐的重要课题

本方中的香附性平，作用于人体肝经和三焦经。理气解郁的功能很好，可治疗肝郁气滞所致的胸胁、脘腹胀痛、消化不良、女性乳房胀痛等多种症状，尤其是用醋炒过的香附还具有消积止痛的效果，是治疗肝郁气滞、脾胃功能低下、没有胃口、胃痛等症的重要药材，是主药。

川芎为血中之气药，以辛散解郁、通达止痛为主要功能。在方中起到活血行气、解郁养肝的作用。

六神曲性温，归脾、胃二经，以健脾和胃、消食化积为主要功效，是治疗饮食积滞、脘腹胀痛、消化不良、食欲不振等症的常用药材。

栀子清热除烦，以治火郁嘈杂吞酸，为辅药。

苍术燥湿健脾，以治湿郁水谷不化。

综上所述，气郁易导致血行不畅，诱发血郁，湿聚成痰诱发痰郁，气郁化火诱发火郁，饮食不化诱发食郁，如果气机条畅，五郁得解，痰就会随其而解。上述药材配伍，即可疏肝解郁，开胃消食，可以有效解决生气吃不下饭的问题。

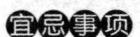宜忌事项 ★★★★★★★★★★★★★★★★★★★★★★★★★★

1. 忌生冷及油腻难消化的食物。

2. 服药期间要保持情绪乐观，切忌生气恼怒。

3. 有高血压、心脏病、肝病、糖尿病、肾病等慢性病严重者应在医师指导下服用。

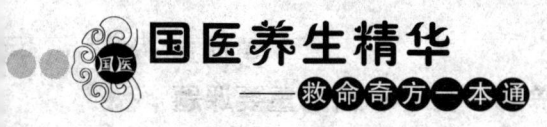

"柴胡疏肝丸"，疏肝又理气

奇方也谈

● **来源**：明代医家张景岳的《景岳全书》。

● **成分**：茯苓、枳壳(炒)、豆蔻、白芍(酒炒)、甘草、香附(醋制)、陈皮、桔梗、厚朴(姜炙)、山楂(炒)、防风、六神曲(炒)、柴胡、黄芩、薄荷、紫苏梗、木香、槟榔(炒)、三棱(醋炙)、大黄(酒炒)、青皮(炒)、当归、半夏(姜炙)、乌药、莪术(制)25味药组成。

● **性状**：本品为黑褐色的大蜜丸，味甜而苦。

● **功效**：调气疏肝，解郁散结。适用于肝气郁滞、胁肋疼痛，或纳少腹胀、经前痛经等症。

● **用法**：口服，每次9克，每日3次，空腹温开水送服。

在遇到肝病、胆病或胃病时，如果去看中医，经常会听医生提及"肝气郁结"、"疏肝理气"这些专业的词语。其实，在中医临床上，总会遇到肝气郁结、肝气不疏的情况。它不仅与西医所说的肝病、胆病或胃病有关，还可能与人的情绪和神志有关。由于西医中没有此类概念，也没有相应的治疗药物。所以，许多人对肝气郁结的病证似乎并不太了解，当然也就不懂得如何选用对应的中药，其实柴胡疏肝丸就是一种常用的疏肝理气的中成药。

柴胡疏肝丸，出自明代医学家张景岳编著的《景岳全书》。此书是

第四章
补肝养肺，身心和谐的重要课题

他花了整整50年的时间，集其毕生之经验编著而成的。柴胡疏肝丸主要用于治疗中医辨证为肝气郁结、气滞血淤者。肝气郁结的临床表现是：两肋胀痛，胸闷不舒或恶心呕吐，食欲不振，脘腹胀满，肠鸣腹痛；妇女可见月经不调，乳房胀痛，痛经等。

不过，需要特别注意的是，目前疏肝理气的中成药较多，不能盲目地去选择药物，而是需要仔细辨别病因后，才能对症下药。比如，逍遥丸虽然也有疏肝解郁的功效，但逍遥丸是以疏肝补脾为主的，主要适用于肝郁脾弱血虚。而柴胡疏肝丸是以疏肝理气的作用为主，并没有补脾的功能。

现代研究表明，柴胡疏肝丸不仅可以明显增加脑部和肝脏的血流量，提高心脏的搏出量，还十分有利于改善脑部的供血量，增强心肌收缩力，增加肝脏动脉血流量等。

病例解析

近期，小静感觉心烦气躁，和男朋友也爱闹别扭。两个人一见面就各种争吵，最后不欢而散。一个月后，她明显感觉到自己全身不舒服，觉得哪儿都疼，胸口也憋闷的厉害，还总是莫名其妙地打嗝，既不是饱嗝，也不是饿嗝，反正一打起来就没完没了。她还发现，每次和男朋友生气后，她就感觉从胸肋开始，有一股气在身体里面到处乱窜，窜到哪里就疼到哪里，从骨头到关节、肌肉，仿佛被针扎似的。男朋友知道她的这种情况后，再也不跟她闹别扭了，还一个劲儿地劝她去看中医。

到了周末，小静男朋友就带小静去了医院。医生耐心听小静自述自己的病症，然后又诊治一番，就告诉小静，她并不是得了什么大不了的疾病，只要做到不生气，并保持乐观、愉快的心情，就能控制好自己的病情。如果保持得好，病痛自己就会好了。但是小静实在忍受

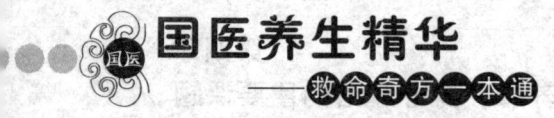

不了全身疼痛,她想通过药物尽快治好自己。医生就给她开了两个疗程的"柴胡疏肝丸",来帮助她治疗这种肝气郁结引发的身体疼痛,并一再叮嘱她要注意保持稳定的情绪和心态,避免再次伤肝,引发疼痛。小静牢记医生所说,坚持服用了一段时间后,发现胸口憋闷的现象没有了,全身的疼痛也减轻不少。最关键的是,她不再莫名其妙地打嗝了。

	柴胡疏肝汤
材料	柴胡15克,香附、醋炒陈皮各5克,排骨200克,生姜1小块,食盐适量。
做法	①把柴胡、香附、醋炒陈皮装入炖包中,先用冷水浸泡15~30分钟,再将排骨剁成块,入沸水锅中焯净血水,最后将生姜洗净拍散; ②将以上处理好的食材一同下锅,添水适量,小火炖排骨至烂熟关火; ③将药包捞出,加食盐调味即可。
用法	每天1剂,吃肉喝汤。

在日常生活中,可以在家里准备一些中药材,比如柴胡、香附和醋炒陈皮之类,用它们做些药膳来服用,对身体大有益处。这道柴胡疏肝汤虽然只有三味药材,但它们都是开郁疏肝的重要药材,对于防治生气引起的身体痛之症有很好的疗效。如果长期服用下去,还可以起到条达肝气、通畅血脉的作用。

第四章
补肝养肺，身心和谐的重要课题

功效细说

此方中以柴胡、枳壳、香附舒肝解郁，理气止痛，为主药；紫苏梗、桔梗散上焦之郁，青皮、陈皮理中焦之气，木香、乌药行下焦气滞，配合白芍、当归养血柔肝，补肝体而助肝用，共为辅药；三棱、莪术活血通络，散郁破结以化血郁；豆蔻、厚朴燥湿除满，行气化浊以散湿郁；山楂、六神曲、槟榔消食导滞，破积除胀以消食郁；茯苓、半夏健脾化痰以祛痰郁；黄芩、薄荷疏肝清热，大黄（酒炒）清热泻火以治火郁；防风搜风理气疏肝，为佐药；甘草调和诸药，为使。诸药相合，共奏疏肝理气、消胀止痛之功。

此外，柴胡疏肝丸还有以下药理作用：

镇痛。柴胡及香附的提取物能提高小鼠疼痛阈值，具有明显镇痛作用。

抗炎。柴胡、陈皮、香附、甘草均有抗炎作用，柴胡、陈皮及其所含成分对多种原因引起的血管通透性增加有抑制作用，柴胡还有抗肉芽肿的作用。香附、甘草及其所含成分能抑制角叉菜胶等致炎物质所致的大鼠足趾肿。

解痉。枳壳、陈皮、白芍、甘草对胃肠平滑肌均有抑制作用，能解除平滑肌痉挛。

护肝利胆。柴胡、甘草对四氯化碳等所致的实验性肝损伤有明显的保护作用，可使肝细胞的变化和坏死明显减轻，陈皮、柴胡尚有利胆作用，可增加胆汁排出量及胆汁内固体物质的排泄量。

增加脑、肝血流和心搏出量。柴胡疏肝散对家兔脑、肝阻抗血流图和心阻抗微分图的影响实验表明，柴胡疏肝散可使脑血管充盈度增加，搏动性血液供应增加，有利于改善脑循环，增加肝动脉血流量，改善肝脏血液循环，改善心肌收缩力，增加心搏出量。

宜忌事项 ✱✱✱✱✱✱✱✱✱✱✱✱✱✱✱✱✱✱✱✱✱✱✱✱✱

1. 儿童、老人、孕妇、哺乳期女性及月经量多者忌服。
2. 忌生气恼怒，身体虚弱者不宜服用。
3. 胸胁胀痛严重者应去医院就诊。
4. 高血压病、心脏病等慢性疾病者慎服。

肝胃不和，试试"小柴胡颗粒"

奇方也谈

- **来源**：东汉时期医圣张仲景的《伤寒论》。
- **成分**：由柴胡、姜半夏、黄芩、甘草、生姜、大枣6味药物组成。
- **性状**：本品为黄色至棕褐色的颗粒，味甜。
- **功效**：解表散热，疏肝和胃。适用于寒热往来、胸胁苦满、心烦喜吐、口苦咽干等症。
- **用法**：开水冲服，每次2~4克，每日3次。

肝胃不和就是指肝失疏泄，胃失和降所表现的征候。主要表现为：脘胁胀闷疼痛，嗳气，嘈杂吞酸，急躁易怒，舌红苔薄黄，脉弦数等症。

第四章
补肝养肺，身心和谐的重要课题

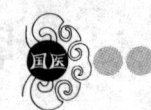

生活中，总有一些人不明病因，就乱下结论。他们总是把胸胁、胃脘胀痛的症状推在脾胃身上，以为是脾胃功能减弱所导致的。不过，这种观点也不是完全不正确，只是说的有点儿片面。因为很多看似脾胃方面的病症，比如胸胁、胃脘胀痛或窜痛、呃逆、嗳气等，其病因却在于肝脏，多是由于情志不遂，肝气郁结，气郁化火，影响胃功能；或寒邪侵袭肝胃，导致肝胃功能异常等引起的。

当然，也有一些特殊情况发生。当寒邪入侵脾胃，也可能扰乱正常的肝胃功能，从而形成肝胃不和。所以，想要治疗肝胃不和，就要以疏肝和胃为原则，选择服用"小柴胡颗粒"。小柴胡颗粒的原方是出自汉代医圣张仲景的《伤寒杂病论》中的小柴胡汤，是一个历经千百年临床验证的传世奇方。

小柴胡颗粒主要用于外感病，邪犯少阳证，寒热往来、胸胁苦满、食欲不振、心烦喜呕、口苦咽干等症。除了颗粒剂外，还有片剂"小柴胡片"、胶囊剂"小柴胡胶囊"等多种中成药。

病例解析

鹏鹏是一个高三的学生，为了有更多的学习时间，他一直住在学校，一个月回一次家。眼看着快高考了，他却发现自己的胃有点儿不舒服。刚开始，他以为是学校食堂的饭不干净，让自己的胃如此难受。可是后来连续几天，他的症状越来越明显，他感觉自己连呼吸都很不畅快，早上起来还不断流口水，甚至有点口臭。为了不耽误高考，鹏鹏决定去看中医。医生检查完后告诉他这是肝胃不和，多由肝病之邪犯胃及脏腑功能失调所致，需要喝一些中药来调理。但因为在上学，没有条件熬药来喝。随后，医生就给鹏鹏推荐了小柴胡颗粒的中成药。并叮嘱他说回去后不要吃生冷或者油腻的食物，否则可能会引发肝胃疾病。鹏鹏

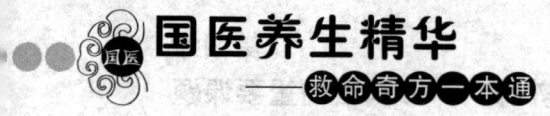

回到学校后,按时服用小柴胡颗粒。一星期之后,鹏鹏的胃好多了,吸气也没那么困难了,他终于可以安心等待高考了。

小柴胡汤

材料	柴胡12克,黄芩、半夏、生姜各9克,人参6克,炙甘草5克,大枣4个。
做法	①上药七味,以水1.2升,煮取600毫升; ②去滓,再煎取300毫升。
用法	每天1剂,分2次温服。

小柴胡汤,是张仲景《伤寒论》中的一首名方。小柴胡汤用于伤寒证的抗感冒、流感及变异流感,是治疗感冒的千古名方。另一方面,小柴胡汤作为治疗感冒的名方,广为世人所知。专家曾作出表示:"小柴胡具有'疏肝和胃'功能,民间不少人把小柴胡颗粒巧用于解酒,而且效果明显。"

功效细说

柴胡味苦,性微寒,归肝、胆二经,有和解表里、疏肝升阳的功效,适用于感冒发热、寒热往来、胸胁胀痛、子宫脱垂、月经不调等症;半夏味辛,性温,归脾、胃、肺三经,有降逆和胃、止呕散结的功效,临床上主要用于治疗呕吐反胃、胸脘痞闷,以及梅咳气;大枣可补气健脾、养胃和药。这三味药物组合,可以作用于人体的肝、脾、胃三个脏腑,起到疏肝和胃的作用。

据相关文献资料表明,小柴胡颗粒的作用主要体现在以下五个方面:

第四章
补肝养肺，身心和谐的重要课题

治疗感冒的功能。小柴胡颗粒可用于治疗感冒。小柴胡颗粒可以抗感冒和流感，具有很好的效果。

解表散热。小柴胡颗粒具有解表散热、疏肝和胃的功效，可用于治疗寒热往来，心烦喜吐，胸胁苦满，口苦咽干等病症，具有一定的疗效。

解酒护肝胃。小柴胡颗粒还具有解酒护肝胃的作用。小柴胡颗粒能疏肝解肝毒，帮助肝脏分解酒精，还能使身体血液循环加快，促使身上的毛孔张开，使部分酒精直接从汗腺排出，减少肝脏的分解压力，对肝和胃有一定的保护作用。

抗菌作用。小柴胡颗粒还具有一定的抗菌功能。柴胡能够有效抗菌，对于结核杆菌有抑制作用，所以小柴胡颗粒在抗菌上也起着一定的作用。

提高免疫功能。小柴胡颗粒可以提升人体抵抗力。小柴胡颗粒能调和阴阳、和解表里，是防治感冒不可多得的好药。

以上是关于小柴胡颗粒的功效与作用，它作为一种中成药，药用价值很高，对人体的一些疾病也有一定的治疗作用。如果合理利用，对身体非常有益处。

宜忌事项 ********************************

1. 忌烟、酒及辛辣、生冷、油腻食物。
2. 不宜在服药期间同时服用滋补性中成药。
3. 风寒感冒者不适用。
4. 糖尿病患者及有高血压、心脏病、肝病、糖尿病、肾病等慢性病严重者应在医师指导下服用。

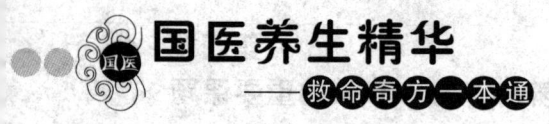

"一贯煎",治疗肝病最有效

奇方也谈

- **来源**：清代名医魏玉璜的《柳洲医话》。
- **成分**：由沙参、麦冬、当归、生地黄、枸杞子、川楝子6味药物组成。
- **性状**：本品为鲜石斛呈圆柱形或扁圆柱形。
- **功效**：肝肾阴虚,滋阴疏肝。适用于阴虚肝郁所致的胸脘胁痛、吞酸吐苦、咽干口燥、舌红少津、脉细弱或虚弦,以及治疝气瘕聚、慢性肝炎、慢性胃炎、胃及十二指肠溃疡、肋间神经痛、神经官能症等。
- **用法**：水煎,去渣温服。

肝脏,是人体藏血和解毒的重要脏器。所以,防治肝脏疾病、养肝护肝是养身保健的重要举措。在当代社会,生活节奏快、工作压力大,再加上不良情绪的影响,肝病已成为全球性的公共健康问题。

每每谈及"肝病",人们的脸色就会突然大变。为什么会这样呢?因为肝病已严重影响到升学、就业、婚恋等多方面。一些人因为缺乏就医理性而胡乱投医,不论是否真实,看到广告就赶紧买来吃。如此一来,既浪费了人力、财力和精力,也影响了肝病的及时治疗,让很多肝病患者丧失了继续就医、战胜疾病的信心。

第四章
补肝养肺，身心和谐的重要课题

如果有肝阴虚、或肝肾阴虚方面，症见咽干舌燥、两目干涩、视力减退、潮热盗汗、胸脘胁痛、吞酸吐苦等，不妨试试一贯煎。一贯煎，是治疗肝病阴虚的良方，并结合临床经验加白芍、郁金，名曰加味一贯煎，以此治疗各种慢性肝病、胁痛、胆胀等属于阴虚者，皆收药到病除之效。

一贯煎方在经过加减以后，可以治疗很多病证，比如，在上可治疗头晕头痛、眼目口鼻病等，在中可治疗胸胁脘腹疼痛、泛酸等，在下可治疗尿痛、尿赤、便秘等。另外，还可治疗全身症状如手足心热、盗汗等。其关键在于根据病证不同，选择不同的药物，使之能够切合病机，进而取得较好的疗效。

病例解析

郑女士今年40岁了。数年前，她就患了慢性肝炎。多年以来，她的肝功能总是反复不正常，症状表现时轻时重。只要劳累过度，她的病情就会加剧。为此，她服中、西药已有好多年，但始终没有太大的效果。前段时间，在老朋友的强烈推荐下，她去看中医，并告诉医生自己的具体病情：肝区隐痛，腹胀，食欲不振，失眠多梦，全身乏力。有时午后还会发低热，月经量少，舌红苔少，脉沉细少数，肝肋以下还有触痛、质中等症状。等到下午时，又开始出现下肢轻度泛肿、自觉发热的现象。随后，医生诊断出她是肝肾阴虚有热，并建议她服用一贯煎，再加丹参30克，活血、行血、凉血的同时，还能祛瘀生新、以通为补。郑女士听从医生所述，连续服用26剂后，肝区隐痛的症状完全消失。半年后，她又去复查肝功，电泳均显示正常。一年后，她的病情也未见复发。

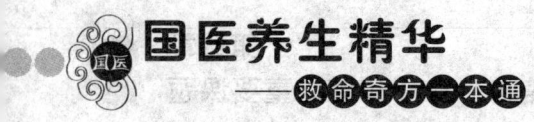

生杞楝子茶

材料	生地黄20克，川楝子6克，枸杞子15~20颗，冰糖适量。
做法	①将生地黄和川楝子弄碎制成茶包，枸杞子洗净备用； ②将以上处理好的药材和冰糖一起放入保温杯中，并加入适量沸水； ③加盖放置15~20分钟即可。
用法	每天1剂，当天饮完。

这款生杞楝子茶，虽然只有生地黄、枸杞子、川楝子三味药材，但是它们都具有滋阴清热、疏肝护肝、理气止痛等作用。所以，对于一般患者来说，也十分有益。然而并不是所有人都能服用，与一贯煎一样，舌苔白腻、脉沉弦之人都要忌服。

功效细说

一贯煎方中的川楝子性寒，味苦，能疏肝行气，止痛泻热，是一种用来疏郁的重要药物；枸杞子性平，味甘，具有滋阴补肝，滋肾润肺，益精明目等功效，用于虚劳精亏，腰膝酸痛，眩晕耳鸣，内热消渴，血虚萎黄，目昏不明；生地黄，性大寒，味甘苦，是中医临床上常用的清热凉血药之一；沙参性凉，味甘，能清热养阴、润肺止咳；麦冬性微寒，味甘、微苦，能养阴生津，润肺清心；当归性温，味甘，能补血活血，润肠通便。诸药合用，使肝脏得以濡养，肝气得以调畅，则胸脘胁痛等症可解。

近年来，国内外学者通过大量药理和临床研究，证实其滋阴疏肝作

第四章 补肝养肺，身心和谐的重要课题

用的确不同凡响，并广泛应用于肝、胃、高血压、妇科、眼科等肝肾阴虚诸症：

慢性肝病。临床可用于慢性肝炎、迁延性肝炎、脂肪肝、肝硬化属阴虚者，对肝脓疡恢复期也有较好的效果。对上述肝病，可用一贯煎6味药，酌加白芍15克，丹参12克，生黄芪10克，每日1剂，连服1~3个月。

萎缩性胃炎。大量临床报道表明，一贯煎对慢性浅表性胃炎、萎缩性胃炎及胃十二指肠溃疡属阴虚者有一定疗效。其中慢性萎缩性胃炎在一贯煎基础上，加乌梅15克，白花蛇舌草20克，甘草6克，大枣3枚，水煎服，每日1剂，2~3个月为1疗程。凡经一贯煎调治的萎缩性胃炎疗效较巩固。

经前期紧张综合征、更年期综合征。此类病症大多属阴虚，以一贯煎加白芍15克，茯苓12克，百合15克，小麦10克，大枣3枚，疗效颇为理想。

中心性视网膜炎。用一贯煎加密蒙花12克，白芍15克，草决明12克，郁金10克，水煎服，连服1~2个月。一般服10~15剂后视力开始上升。

肿瘤放疗后阴道干涩症。妇女宫颈癌、阴道癌、子宫内膜癌及卵巢恶性肿瘤经放射治疗后出现阴道干涩、疼痛等症，可用一贯煎加枣皮12克，白花蛇舌草20克，半枝莲、丹参各15克，水煎服，连服15~30剂，往往可见显效。对其他肿瘤放射治疗后出现的口干舌燥、心烦失眠、食欲缺乏等阴虚表现，亦有较好的疗效。

除此之外，一贯煎加减还可用于治疗高血压病、神经官能症、肺结核、性功能减退等病症。

宜忌事项 ****************************

1. 忌烟、酒及辛辣、生冷、油腻食物。
2. 兼有停痰积饮，舌苔浊垢，无阴虚征象者忌用。
3. 此方下"舌无津液"四字最宜注意，如其舌苔浊垢，即非所宜。
4. 凡属气、血、火、食、痰、湿诸郁，不兼阴虚者忌用。
5. 本方滋腻之药较多，对于兼有停痰积饮者，不宜使用。

"百合固金丸"，润肺养元气

奇方也谈

- **来源**：清代名医汪昂的《医方集解》。
- **成分**：由百合、地黄、熟地、麦冬、玄参、川贝母、当归、白芍、桔梗、甘草等10味药物组成。
- **性状**：本品为黑褐色的水蜜丸或大蜜丸；味微甜。
- **功效**：养阴润肺，化痰止咳。适用于肺肾阴虚所致的干咳少痰、咽干喉痛等症。
- **用法**：口服，水蜜丸每次6克，大蜜丸每次1丸，每日2次。

元气，是每个人都会有的。对于人们来说，元气充足是一个人身体健康的重要保证。那么，中医养生中是如何养元气的？养元气，首先要

第四章
补肝养肺，身心和谐的重要课题

养肺，而养肺又以养肺阴为首要。由此看来，养肺，是养元气的根本。

在过去，令人闻之色变的"痨病"，其病源就是肺阴虚。现如今，随着人们生活条件的提高，得痨病的人少之又少。但是，这并不意味痨病的隐患也不复存在了。中医临床发现，现在，很多人得的是"准痨病"，或者是"隐性痨病"。虽然没有过去真正的痨病那么可怕，但人们的肺也在不可避免地受着不同程度的灼伤。而所谓的元气，也就是在这种隐性的痨病中一天天消耗掉的，如此一来，人们的健康和寿命也在不断减少。而且需要强调的是，这种隐性的痨病也不再是年轻人的专利，不管男女老少都会有。

说直白一点儿，肺阴虚就是肺部缺乏抵御来自人体内外的各种威胁能力。这时候，如果操心过度，心阴虚会导致心火旺，心火上炎，从而灼伤肺；如果情绪波动较大，因恼怒而导致肝火上炎，也会灼伤肺；如果性生活过度，伤了肾阴，肾火也会上腾，一直伤到肺部；如果再有点外感的邪气，从口鼻而入，到了肺里最容易化成火，仍然会使肺部受伤。这些邪火一多，一一联合起来，即使肺功能再强大，也是会受不了的。而百合固金丸就是以滋养肺阴为主要功效，从源头上防止元气受损的一剂良药。

临床上，百合固金丸的用处广泛。凡是痰少的干咳、鼻孔干燥、全身皮肤干燥、大便干燥，都是肺阴虚的标志，都能耗散人们的元气。此时，都可以用百合固金丸去调养。有的人服药后反映说："感觉不那么容易疲劳了。""感觉睡觉好了，以前睡一觉不解乏，现在早晨起来不累了，神清气爽。"由此看来，这些都是元气恢复的重要体现。

病例解析

杜先生今年65岁了，是一位退休的大学数学老师。本以为，退休

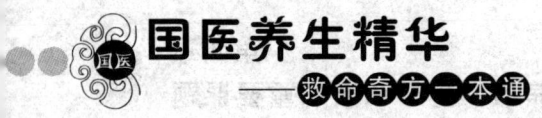

后就可以安度晚年，好好享受生活了。可是，现实恰恰相反，他的身体出了点问题，咳嗽的老毛病好像又加重了。一年前，杜先生就时不时会咳嗽，但也只是偶尔干咳，他只要喝一点润嗓子的药，或者来点止咳糖浆，没几天就会有好转。但是最近几个月，他发现润嗓子的药不管用了，咳嗽也越来越频繁了，而且咳起来特别难受，总觉得喉咙里有痰，怎么咳也咳不出来，嗓子里还痒痒的。咳了一段时间后，杜先生整个人都瘦了一圈儿，家里人开始担心他。于是，便带他去看中医。医生摸了他的脉，脉象细数，右寸尤其大，再加上他的症状，可以判断，明显是肺阴虚且肺中有热，需要服用一些养阴润肺的中成药。随后，医生就给他开了1个疗程的百合固金丸。杜先生回家后，坚持服用了一段时日，明显觉得嗓子舒服多了，咳嗽的次数也很少了。他又坚持喝了一个疗程，咳嗽的问题彻底解决了，他终于可以逍遥度日了。

	百合固金粥
材料	干百合、麦冬各10克，熟地15克，川贝母6克，大米50～100克，冰糖适量。
做法	①先将麦冬和熟地用冷水浸泡15分钟，放入砂锅加水400毫升，煎至水减半时，倒取汁液； ②再加水400毫升，用同样的方法取汁液，将两次的药汁合在一起待用； ③最后将干百合泡发洗净，大米淘洗干净，与百合一起下锅，加水400～500毫升，先用大火烧开，倒入药汁后继续熬煮至粥熟，加适量冰糖即可。
用法	每天1剂，可分次温服。

多年来，百合固金粥对于那些肺肾阴虚、干咳少痰、咽干喉痛之

第四章
补肝养肺，身心和谐的重要课题

症屡见其效，是一种值得人们信赖的良药。在"燥邪当道"的秋冬，尤其是那些肺阴虚或肺肾之阴不足的人，如果每天坚持喝点百合固金粥，就可以有效预防天气干燥所致的干咳，从而起到养阴润肺的作用。

功效细说

百合固金丸，是一种常用中成药。其方中的百合清肺润燥、止咳化痰、清心安神，在治疗阴虚肺燥或肺热所致的咳嗽、咯血等症有着很好的效果；川贝母是润肺止咳的名贵中药材，在治疗久咳痰喘等病症疗效卓著，是一味多功能的止咳良药；麦冬清热润燥，是用于治疗热病伤津、心烦口渴、咽干肺热、咳血咯血等病症的重要药材；熟地以补血滋润、益精填髓为主要功效，是养阴补虚、强健体质的重要药材；生地黄凉血止血；当归养血润燥；玄参清热凉血、滋阴降火、解毒散结；白芍敛阴止汗，柔肝止痛，平抑肝阳；桔梗宣肺，利咽，祛痰，排脓。诸药合用，虚火自清，肺肾得养，诸证且消。

近年来，经临床实践与研究证实，本方还有不少较好的新用途，现将临床上较好的几则新用途如下：

治疗泌尿系统感染。应用百合固金丸治疗泌尿系感染患者118例，效果显著。用法：每次1丸（9克），日服3次，饭后温开水送服，7天为1个疗程。结果：118例中，经用药1～3个疗程，全部获得治愈。

治疗咽喉痛。用百合固金丸治疗咽喉痛患者96例，其中男65例，女31例，年龄最大者65岁，最小者17岁。用法：每次服1丸（9克），或痊愈。结果：96例中，临床治愈者85例，占88.5%，好转者9例，占9.4；无效者2例，占2.1%，总有效率为97.9%，服药时间最短者5天，最长者11天，平均8天。

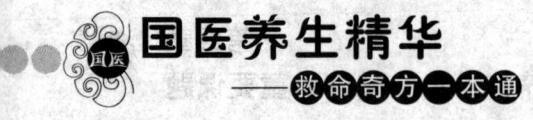

治疗梅核气。采用百合固金丸,治疗梅核气患者53例,经用药2~3个疗程后,其中临床治疗患者46例,有效者5例,无效者2例,总有效率96.2%。方法:每次1丸(9克),日服2次,饭后服,7天为1个疗程。

治疗小儿口疮。本病多因心、脾、胃积热,实火熏蒸,津液受损所引起。用法:每次1丸(9克),日服2次,5天为1个疗程。结果:用百合固金丸治疗小儿口疮患者33例,用药2~3天治愈者10例,4~5天治愈者11例,6~8天治愈者9例,有效者2例,无效者1例。总有效率为96.9%,治愈率为90.9%。

治疗多汗症。用百合固金丸治疗多汗症患者103例。用法:每次1丸(9克),日服3次,饭后温开水送服。10天为1个疗程,一般1~2个疗程即可好转或痊愈。

治疗遗精。采用百合固金丸治疗遗精患者89例,效果显著。方法:每次1丸(9克),日服2次,温开水送下。20天为1个疗程。结果:89例中,临床治愈者82例,有效者6例,无效者1例,总有效率达98.9%。

宜忌事项 ★★★★★★★★★★★★★★★★★★★★★★★

1. 忌烟、酒及辛辣食物。

2. 风寒咳嗽者不宜服用,其表现为咳嗽声重,鼻塞流清涕。

3. 脾胃虚弱,食少腹胀,大便稀溏者不宜服用。

4. 痰湿壅盛患者不宜服用,其表现为痰多黏稠或稠厚成块。

5. 有支气管扩张、肺脓疡、肺结核、肺心病及糖尿病的患者,应在医师指导下服用。

第四章
补肝养肺，身心和谐的重要课题

肺气不足，"补肺丸"是良方

奇方也谈

● 来源：唐朝宫廷方。

● 成分：由党参、熟地、黄芪（蜜炙）、桑白皮、紫菀、五味子和蜂蜜7味药物组成。

● 性状：本品为黑色的大蜜丸，气微，味甘、微苦酸。

● 功效：补肺益气，止咳平喘。适用于肺气不足、气短喘咳、咳声低弱、干咳痰黏、咽干舌燥等症。

● 用法：口服，每次1丸，每日2次。

肺气不足，又称肺气虚，是一种常见的症状。现在，很多老年人或儿童都有肺气不足的亚健康表现。当肺气不足的时候，身体就会出现许多不适的症状，比如胸闷、气短、咳嗽等，这部分人更容易患上各种疾病。可以说，肺气不足就是一种慢性病，需要慢慢去调理。肺气不足怎么办呢？

中医学认为，肺开窍于鼻，肺气不足，人就会容易流鼻涕、容易咳喘无力。而引起肺气不足的原因有很多，可以分为两方面：一是肺阴不足，二是肺阳不足。肺阴不足就是肺热了，因为热可以耗气，所以肺气就不足了。而肺阳不足是肺寒，因为寒也可以耗气，所以也可导致肺气不足。那么，如何正确调养身体，防止咳喘、咳痰等呼吸系统的病症呢？当然是补益肺气。如果要服用中成药的话，补肺丸就是一个非常不错的选择。

补肺丸，历经了千余年的临床实践，由盛唐时期宫廷秘方"补肺汤"转化而来。它专用于补肺益气，主治肺气不足所致的气短无力、咳声低弱等病症。肺气不足的人也可以用它来补肺益气，预防天气变化等引起的一系列呼吸道系统疾病。

病例解析

小肖被之前单位裁员后，就去了另一家工厂工作。他主要做的是焊接加工的活儿。要知道，焊接的工作向来很辛苦，尤其是在炎热的夏天，更是会让人受不了，稍微一动就会汗流浃背。小肖哪里知道会如此难熬，可是既然来了就只好坚持下去了。几天前，他因为受不了酷热，干脆赤裸上身干活儿。可是，依旧流汗不停，于是他就吹风扇，当时觉得是挺凉爽的。可是到了第二天，他就生病了，因为猛吹风扇，导致他不断流鼻涕，咽喉痛，全身还出虚汗。为了不耽误工期，他请假去医院打了3天点滴，流鼻涕、咽喉痛的症状好像是有所减轻了，但是咳嗽症状加重，咽喉还有些刺痒。后来，他抱着试试看的态度去看中医，医生告诉他这是肺气不足造成的，可以服用补肺丸。并告诉他每次1丸，每日2次。2个星期后，小肖不咳也不喘，喉咙也不再有刺痒感了。

养肺玉米土豆排骨汤

| 材料 | 排骨400克，玉米1个，土豆2个，红萝卜1个，毛姜1小块，食盐适量。 |

第四章
补肝养肺,身心和谐的重要课题

做法	①烧开一锅水,把洗干净的排骨倒进水里烫一会儿,捞起,沥水备用; ②汤锅烧开水,把姜片和排骨放进去,盖锅盖煮开后转小火煲25分钟; ③将红萝卜、土豆、玉米切成小块放入锅中煲20分钟,关火,放1匙盐,装碗,用香菜装饰一下即可。
用法	每天1剂,当日饮完。

这道养肺玉米土豆排骨汤中的排骨,有着很高的营养价值,玉米也含有丰富的维生素。跟排骨一起炖的这道养肺汤美味可口,菜系搭配好看又营养。因此,家里的老人与儿童,适合多喝此汤,补充营养物质的同时可以养肺,可谓是一举三得。

功效细说

补肺丸以熟地、党参、蜜炙黄芪和桑白皮、紫菀、五味子辅以蜂蜜制成的中成药。其中,熟地滋阴补血、益精填髓。常用于调理肝肾阴虚(亏)、腰膝酸软,盗汗遗精;不育不孕,月经不调;心悸怔忡,耳聋耳鸣,须发早白;内热消渴、便秘等。

党参,作为中国常用的传统补益药,具有补中益气,健脾益肺之功效;党参能增强免疫力、扩张血管、改善微循环、增强造血功能,为补肺之良品。多和白术、茯苓、甘草等配伍,如四君子汤。适用于肺气亏虚所导致的气短咳喘、言语无力、声音低弱等症。

蜜炙黄芪益气补中。用于气虚乏力、食少便溏。一般与党参合用,主要用于补气。

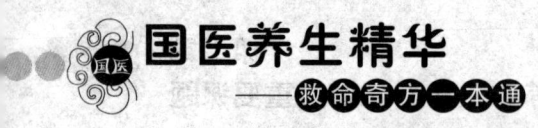

桑白皮，具有泻肺平喘、利水消肿的作用。用于肺热咳喘，面目浮肿，小便不利等症。

紫菀，是常用的祛痰、止咳、平喘药。主治咳嗽、痰多或咳喘痰多。此外，它还有较好的祛痰和止咳作用，性温而不热、不燥，又兼能开宣肺气，故其应用广泛。无论外感内伤，寒热虚实之咳嗽有痰者，皆可配伍使用。

五味子，具有收敛固涩、益气生津、补肾宁心的作用。主要用于久嗽虚喘，梦遗滑精，遗尿、尿频，久泻不止，自汗，盗汗，津伤口渴，短气脉细，内热消渴，心悸失眠等症。

此外，补肺丸还用于各种咳喘、急慢性气管支气管炎、慢性喘息性支气管炎、支气管哮喘、支气管扩张、肺炎、尘肺、矽肺、肺气肿、肺心病、肺纤维化等……各种呼吸系统疾病以及上述疾病引起的咳嗽、痰多、胸闷、喘促等症。对于肺结核、肺膜炎、肺癌等也有辅助治疗作用。

宜忌事项＊＊＊＊＊＊＊＊＊＊＊＊＊＊＊＊＊＊＊＊＊＊＊

1. 忌食辛辣、油腻食物。

2. 补肺丸适用于气虚咳嗽，其表现为咳嗽短气，咳声低弱，痰质稀薄，自汗畏风，体虚乏力。

3. 支气管扩张、肺脓疡、肺心病、肺结核患者应在医师指导下服用。

第四章
补肝养肺，身心和谐的重要课题

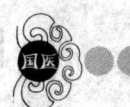

润燥利咽，就用"养阴清肺丸"

奇方也谈

- **来源**：清代医家郑梅涧的《重楼玉钥》。
- **成分**：由地黄、玄参、麦冬、白芍、川贝母、牡丹皮、薄荷、甘草8味药物组成。
- **性状**：本品为黑色的大蜜丸，味甜、微苦。
- **功效**：养阴润燥，清肺利咽。适用于阴虚肺燥、咽喉干痛、干咳少痰等症。
- **用法**：口服，每次1丸，每日2次。

咽喉痛是生活中最常见的一种病症，它多发于一年中的寒冷季节。比如感冒、咽喉炎、腮腺炎、咽炎或扁桃体炎、鼻窦炎、百日咳以及病毒感染，甚至心肌梗死均可引起咽喉痛。当然，不同病因引起的咽喉痛伴随症状也是不相同的。

有时会发现，明明没有感冒，却还是有咽喉干燥、肿痛、疼痛等让人"食不下咽"的病症找上门来。这时候，别说吃饭，就连正常的吞咽都十分困难。于是，人们开始打针吃药，甚至挂点滴、打抗生素等，这些似乎成为了"家常便饭"。而养阴清肺丸不失为是一个理想的选择，因为它具有养阴清肺、清热利咽的功效。

数百年来，养阴清肺丸专门用于治疗肺阴虚及肺火上炎所致的咽喉干燥疼痛、干咳少痰等症。所以，如果将它作为药物，能治疗干燥季节

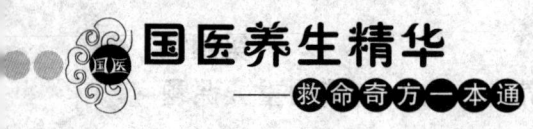

出现的白喉、咳嗽感冒等症；如果将它作为保健品，在干燥季节未出现咳嗽症状时就开始服用，不仅能缓解干燥，还能避免因干燥而出现的疾病，甚至能缓解皮肤干燥。

病例解析

小宋是一家公司的业务员，常年在外奔波拉业务，非常辛苦。前几天，他发现自己喉咙里面好像长了一个小东西，又干又痛，还有点红肿，很不舒服。因为长期出差在外，他也没有时间去看医生，只好暂时耽搁。就这样，他的病情时重时轻，反复发作了一个多月。有时还伴随着咽痒咳嗽、口唇干燥。终于，小宋有点扛不住了，决定去看中医。医生听到他沙哑的声音，又细心诊断一番，初步确诊为慢性咽喉炎，说是他体内的热毒向上蔓延到咽喉，才造成了咽喉部位的经络不通畅，所以才有以上不适症状，于是给他开了养阴清肺丸，并叮嘱他每次服1丸，每天服3~4次。医生还嘱咐小宋服药期间忌辛辣刺激、荤腥食物。小宋连续用药一星期之后，咽喉痛就得到了明显缓解，声音不再沙哑，整个人也有精神了。

养阴清肺粥

材料	麦冬10克，玄参、薄荷、甘草各3克，大米50~100克，冰糖适量。
做法	①麦冬、玄参、薄荷和甘草先用少许冷水浸泡15分钟，入锅煎水2遍取汁，每遍由400毫升煎至200毫升； ②大米淘洗干净，入锅添水约400毫升，大火烧开后倒入药汁； ③改用小火熬煮至粥成，加入适量冰糖即可。
用法	每天1剂，可分次温服。

第四章
补肝养肺，身心和谐的重要课题

对于咽喉疼痛者来说，进食是一个大问题。为了减少吞咽的次数，减少对咽喉的刺激，就可以将养阴清肺丸中的药材加入饮食中去。这道养阴清肺粥具有十分理想的养阴清肺、清热利咽的功效，是治疗咽喉干燥的最佳选择。

功效细说

养阴清肺丸方中的玄参，主要用于温热病热入营血、口渴舌绛、烦躁、夜寐不安、神智不清或身发斑疹等症。温邪入于营血，伤阴劫液则口渴舌绛，内陷心包则烦躁神昏。玄参具有清热凉血、养阴生津的作用。

麦冬具有养阴润燥、清肺利咽的作用。适用于肺燥干咳、虚痨咳嗽、津伤口渴、心烦失眠、内热消渴、肠燥便秘等症。此外，还可以治咽白喉、治肺燥干咳、吐血、咯血、肺痿、肺痈、虚劳烦热、消渴、热病津伤、咽干口燥等症。

生地黄甘寒入肾，滋阴壮水，清热凉血，散瘀消肿；白芍敛阴和营泄热；贝母清热润肺，化痰散结；少量薄荷辛凉散邪，清热利咽；牡丹皮清热凉血、活血化淤、退虚热等；生甘草清热，解毒利咽、调和诸药。

将以上诸药配合，共奏养阴清肺、清热利咽之功，用于肺肾阴虚、燥热内生所致之咳嗽、口渴咽干、失音声哑、痰中带血、咽喉肿痛，或腰膝酸软、心烦少寐、五心烦热、盗汗颧红、男子遗精等症。现代多用于急、慢性支气管炎等有上述症状者。疗效准确，效果明显，得到人们的认可。

养阴清肺丸，对于咽喉肿痛有外感风热所致者，由阴虚、虚火上炎所引起者，这两类咽喉肿痛，玄参皆可治疗。如感受风热者须配辛凉解表药如薄荷、牛蒡子等品；虚火上炎者配合养阴药如鲜生地、麦冬等品同用，故玄参为喉科常用之品，尤以治虚火上炎者为佳。

宜忌事项 ******************************

1. 忌烟、酒及辛辣、生冷、油腻食物。

2. 支气管扩张、肺脓疡、肺心病、肺结核患者出现咳嗽时应去医院就诊。

3. 有高血压、心脏病、肝病、糖尿病、肾病等慢性病严重者应在医师指导下服用。

4. 儿童、孕妇、哺乳期妇女、年老体弱者应在医师指导下服用。

5. 服药期间，若患者发热体温超过38.5℃，或出现喘促气急者，或咳嗽加重、痰量明显增多者应去医院就诊。

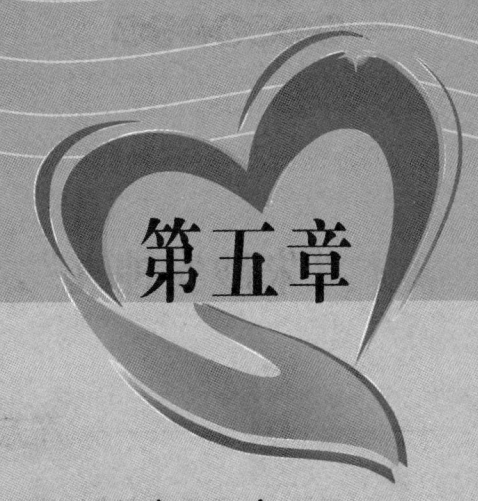

第五章

养心养神，让你乐享天年

养生之道，博大精深。食疗、健身、按摩……远远不够。有句话叫"养生先养心，养心先养神"。可见，养心养神的重要性。中医认为，心有主血脉、主神明的功能，是全身五脏六腑的主宰。如果心气不顺，心血不足，心阴或心阳不足或是其他心脏疾病都会引来百病缠身，让人身心难安。

养心，自然不是指保护好心脏，而是指调控好你的心态，包括思想、感情、情绪、意念等；养神，说的是一个人的灵魂，需要不断净化。如果你的灵魂始终是美丽的，那你就拥有了"不老之药"。对于现代人来说，把心养好了，再养成健康的习惯，就可以拥有一个健康的身心。修身不修心，养心不养神，那就是空养生。只有心、神一起养，才会让你乐享天年。

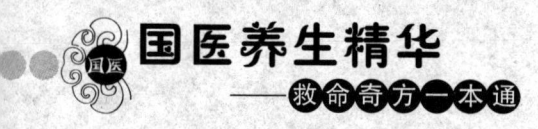

"朱砂安神丸",抑郁者的养心剂

奇方也谈

- **来源**:金元医家李东垣的《内外伤辨惑论》卷中方。
- **成分**:由朱砂、黄连、当归、生地黄、炙甘草5味药物组成。
- **性状**:本品为红棕色蜜丸,圆整均匀,色泽一致,细腻滋润,软硬适中,味苦,微甜。
- **功效**:清心养血,镇惊安神。适用于胸中烦热、心神不宁、失眠多梦等症。
- **用法**:口服,大蜜丸每次1丸,小蜜丸每次9克,水蜜丸每次6克,每日2次,温开水送服。

"身体是革命的本钱",拥有一个健康的身体,对于每个人来说都至关重要,而且越来越多的人们都把健康放在第一位。但即便如此,还是有不少人被抑郁症所困扰。抑郁症,是一种常见的精神疾病,主要症状是情绪低落、兴趣减低、消极悲观、思维迟缓、缺乏主动性、自责自罪、饮食、睡眠差,总是担心自己患有各种疾病,感到全身多处不适,严重者甚至还会出现自杀念头和行为等。可见,抑郁症目前已成为全球疾病中给人类造成严重负担的第二位重要疾病。

据统计,在我国仅有5%的抑郁症患者接受过治疗,大量的病人因为得不到及时的诊治,让病情日渐恶化,最后导致自杀的严重后果。另

第五章
养心养神，让你乐享天年

一方面，由于人们缺乏有关抑郁症的知识，对出现抑郁症状者误认为是闹情绪，未能给予他们应有的理解和情感支持，对患者造成了更大的心理压力，使病情进一步恶化。如何才能及时有效地救治抑郁症呢？其实说到用药，朱砂安神丸就是一个理想的选择之一。

朱砂安神丸，是一种中成药，它具有镇定安神、清心养血的功效，常用于心火上炎，热伤阴血所致的心神不宁、烦乱怔忡、胸中烦闷、热入心血、失眠多梦、精神抑郁、神志恍惚等症。当然，对于人们现在所述的精神抑郁也有很显著的疗效。

病例解析

薛女士被公司同事称为"时尚女郎"，她有着一头金黄纤细的卷发，妆容也十分精致。在公司，她永远是一副傲娇的姿态。但是最近一段时间，她整个人的状态看起来很不好，言语变少了，语音低沉，行动也十分缓慢，这让同事们很不习惯，因为平日里的她是最爱叽叽喳喳聊天的。后来才得知，她的家庭出了点儿状况，她和丈夫的婚姻破裂了。

在接下来的一个月里，薛女士表现得更加不安，坐在办公室也显得安宁不下来，在椅上扭来转去，似乎身上哪处都不舒服，有时站起来一大喘气，似乎胸口很不舒服。同事劝她去看中医，她默默不语。后来，在闺蜜的再三劝解下，她才去看了中医，医生诊断出她有轻微的抑郁症，建议她服用朱砂安神丸。在薛女士离开之前，医生还特意嘱咐她，朱砂安神丸虽然有催眠、抗惊厥、抗心律失常等作用，但却不能长期服用，每次只许吃1丸，一日2次，一个星期后暂停服药，观察自己身体的变化。薛女士回家后，按时按量服用了三天，就发现自己胸闷气短、心神不宁的症状消失了。相信，随着时间的流逝，她会慢慢从破裂的婚姻中走出来，重新恢复到时尚女郎的姿态。

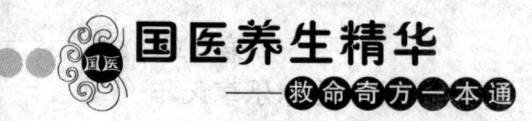

土鸡安神汤

材料	党参、玉竹、香菇、枸杞子各20克，红枣10克，桂圆15克，黄豆30克，大葱3段，老姜3片，土鸡半只。
做法	①土鸡洗净后，斩成大块。香菇用温水浸泡5分钟，剪去1/2的根部，洗净备用。将黄豆、枸杞、党参、玉竹、红枣和桂圆用温水浸泡5分钟后洗净； ②将鸡块放入汤煲中，一次性倒入足量清水没过食材。大火加热后，撇去浮沫； ③将香菇、黄豆、枸杞子、党参、玉竹、红枣、桂圆、葱段和姜片放入汤煲中，转文火煲2小时，最后加入适量食盐即可。
用法	水煎服，每日1剂，日服2次。

这款土鸡安心汤可以有效改善睡眠质量，调节大脑的功能，使其处于平衡状态，使不同程度的失眠者提高睡眠质量，故名土鸡安神汤。

功效细说

朱砂安神丸方为心火上炎，耗灼阴血所致的心火内扰证而设。此方以朱砂为君，黄连为臣，又配甘草。朱砂体阳而性阴，具光明之体，色赤通心，重能镇怯，寒能胜热，甘以生津，抑阴火之浮游，以养上焦之元气，为安神之第一品；黄连苦寒，清热除烦；两药配合，共具泻火清热除烦，重镇以安神之功，是为主药。当归养血，生地滋阴，补其耗伤的阴血，为辅助药。甘草调和诸药。合而成方，一泻偏盛之火，一补不足之阴血，达到心火下降，阴血上承，是为重镇安神，标本兼顾之方。

第五章
养心养神，让你乐享天年

朱砂安神丸具有镇定、安神清热、养血之功效，常用于心火上炎，热伤阴血所致的心神不宁、烦乱怔忡、胸中烦闷、热入心血、失眠多梦、精神抑郁、神志恍惚等。用于疮毒肿痛，口舌生疮，咽喉肿痛等症。朱砂外用具有解毒功能，与雄黄、山慈菇、麝香、千金子等配伍，外涂治疮毒肿痛；与冰片、硼砂、玄明粉等吹喉，治疗口舌生疮、咽喉肿痛等症。

通过朱砂安神丸能抵抗心律失常，延长总睡眠时间，明显缩短清醒期，同时加快入睡过程可知，朱砂安神丸具有调节睡眠、解郁的作用。然而，朱砂安神丸也有一定的副作用，长期服用会对人体健康造成损害。因为朱砂的主要成分是硫化汞，查医学文献资料可知，用硫化汞喂食动物，汞可被吸收入体内，在脑、肝、肾等器官累积起来，给这些器官造成永久性的损伤。

另外，在临床上也有久服含硫化汞的中药导致汞中毒的病例。一般来说，服用朱砂以一周以内为宜，每天1~2次，每次6~9克。所以，人们只要按治疗量服用朱砂安神丸的话，不仅不会中毒，还能告别抑郁，让自己回归到平静、自由的生活中。

宜忌事项

1. 心气不足，心神不安者勿用。
2. 忌食辛辣油腻及有刺激性食物、烟酒。
3. 因消化不良、胃脘嘈杂而怔忡不安，不眠等忌服。
4. 孕妇忌服。
5. 不宜与碘溴化物并用。
6. 不宜多服久服，儿童尤不宜久用。

"天王补心丹",专治夜不能寐

奇方也谈

- **来源**:元代名医危亦林的《世医得效方》。
- **成分**:由生地、人参、元参、天冬、麦冬、丹参、当归、党参、茯苓、石菖蒲、远志、五味子、酸枣仁、柏子仁、朱砂及桔梗16味中药组成。
- **性状**:本品为褐黑色的大蜜丸,气微香,味甜,微苦。
- **功效**:滋阴养血,补心安神。适用于心阴不足、心悸健忘、失眠多梦、大便干燥等症。
- **用法**:口服,每次1丸,每日2次。

如今,"极昼社会"、夜班、电视和网络,都是导致睡眠质量不好的关键原因,甚至是悠闲的跨国旅行,也使夜间出行变得更为普遍。回想电灯发明以前,睡眠周期与昼夜更迭周期的联系要紧密得多,而如今娱乐方式太多,导致睡眠时间大大减少。

来自上海的报告显示:失眠者已经占市民总数的15%以上,其中56%为女性,并且大多是从事脑力劳动的"白领",且这个数字呈日益上升趋势。由此看来,失眠对现代人来说就是家常便饭。究竟是什么原因导致失眠的呢?除了心阳虚寒之外,阴虚血少也是原因之一。一般而言,这种原因造成的失眠还伴有头晕目眩、双目干涩、容易疲劳、肢体

第五章
养心养神，让你乐享天年

麻木、腰酸腿软、舌红少苔等症状。在这种情况下，人们完全可以选择天王补心丹进行调治。

天王补心丹，是一种常用的安神剂，具有滋阴清热，养血安神之功效。临床常用于治疗神经衰弱、冠心病、精神分裂症、甲状腺机能亢进等所致的失眠、心悸，以及复发性口疮等属于心肾阴虚血少者。而在现代常用来治疗神经衰弱、精神分裂症、心脏病、甲状腺功能亢进（甲亢）及复发性口腔炎、荨麻疹等属上述证候者。虽然治疗失眠的药物不止这一种，但关键是要对证选择。除了丹剂，与之配方相同的还有"天王补心丸""天王补心片"可供人们放心选择。

病例解析

老郑是一个特别特别爱操心的人，在家里，他终日为家计操心，家里人都叫他"事儿爸"。在学校，他终日为学生的高考操心，学生都叫他"事儿姥爷"。反正，凡是他能看到的、遇见的，他都要跟着操心，真是操碎了心的节奏。从上个月开始，老郑发现除了记性不好之外，还发现自己的舌尖也跟往常不一样，在饮食上稍不留心就会生溃疡，一吃东西就疼到不能忍受。正所谓"舌为心之苗"，舌尖更属心，舌尖溃疡更是心阴虚、心火旺的标志。不仅如此，老郑还有手足心发热、便秘以及轻微烦躁等症状。于是，他就去看了老中医，医生诊断出他已患了比较严重的心阴虚。随后，就给他开了天王补心丹，叮嘱他每天早晚各服用1次，1次1丸。吃了两三盒后，老郑的记性就比以前好多了，舌尖溃疡再也没有过。这不，他又可以继续跟着操心了。

天王补心茶

| 材料 | 酸枣仁12克，柏子仁、当归、麦冬各10克。 |

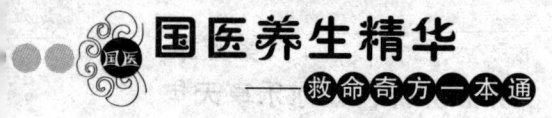

做法	①酸枣仁和柏子仁研碎，当归、麦冬研为粗末，分别制成两个茶包； ②将制好的茶包放入保温瓶或茶壶中，冲入300毫升的沸水； ③加盖静置15～20分钟即可。
用法	每天1剂，分为两个茶包，午后1包，晚上睡前1包。

在做这款天王补心茶时，需要把药材的量把握好，酸枣仁的用量大概在6～15克。如果大量服用，会起到相反的效果。

功效细说

天王补心丸中的酸枣仁、远志、柏仁养心神；人参、茯苓补心气；当归、丹参、元参生心血；天冬、麦冬清养肺阴；生地养肾阴而且凉血；五味子收敛心气心血；石菖蒲化痰开胃，开窍豁痰，醒神益智；朱砂镇心安神，兼顾其表；桔梗具有升提的能力，因为心处于人体的上部，桔梗能让天王补心丸里的其他药物在人体上焦多停留一段时间，更好地入心养心。

从其方的结构来看，天王补心丸既养心气，又养心血；既养心阴，又养心神。可以说，天王补心丸是一剂面面俱到的养心药，是养心药里的"王牌"，也是一种常用的著名中成药。主要适用于治疗心肾不足、阴亏血少所致的虚烦心悸、睡眠不安、精神衰疲、梦遗健忘、不耐思虑、大便干燥或口舌生疮等症。近年来，经临床实验与研究证实，天王补心丹对下列几种疾病也有较好的疗效：

阳痿。阳痿又称"阴痿""阴器不用"，是男性性功能障碍中发病率最高的一种疾病。服药方法是：每次服2丸（18克），早晚各服1次，用温开水送下。20天为1个疗程，连续服至症状消失后停药。经

第五章
养心养神，让你乐享天年

临床观察，用药1~3个疗程后的总有效率为96.6%。

神经性皮炎及老年性皮肤瘙痒症。神经性皮炎及老年性皮肤瘙痒症都是有皮肤瘙痒感而无原发性皮肤损害的疾病。治疗神经性皮炎症的服药方法是：每次服1丸（9克），早晚各服1次，经临床观察，连续服药10~15天后的总有效率可达96.4%。治疗老年性皮肤瘙痒症的服药方法是：每次服1丸（9克），早晚各服1次，用温开水送服。3天为1个疗程，连续服至症状消失后停药。经临床观察用药1~4个疗程后的总有效率为100%。

顽固性咳嗽。服药方法是：每次服1丸（9克），早晚各服1次，用温开水送服。3天为1个疗程。一般服药1~2个疗程后病症即可好转或痊愈。本方适用于阴虚火旺型咳嗽。而阴寒内盛型咳嗽者应禁用。

慢性迁延性肝炎。服药方法是：每次服1丸（9克），早晚各服1次，用温开水送服。1个月为1个疗程。一般服药1~2个疗程后病情即可好转或痊愈。

更年期综合征。服药方法是：每次服1丸（9克），早晚各服1次，半个月为1个疗程。一般服药1~2个疗程后病情即可好转或痊愈。

宜忌事项 ********************************

1. 孕妇以及哺乳期妇女慎用。
2. 对天王补心丸过敏者以及过敏体质者服用需谨慎。
3. 有糖尿病的小孩慎用。

"柏子养心丸"，让失眠症不翼而飞

奇方也谈

● 来源：明代名医徐春甫的《古今医统大全》。

● 成分：由柏子仁、党参、炙黄芪、川芎、当归、茯苓、远志（制）、酸枣仁、五味子（蒸）、朱砂、肉桂、半夏曲、炙甘草13味药物组成。

● 性状：本品为棕色的水蜜丸、棕色至棕褐色的小蜜丸或大蜜丸，味先甜而后苦，微麻。

● 功效：补气，养血，安神。适用于心气虚寒、心悸不宁、失眠多梦、健忘等症。

● 用法：口服，每次6克，每日2～3次。

随着社会节奏的急剧加快，人们的生活压力越来越大，导致大多数人的身体都处于亚健康或者不健康状态，而失眠就是其中一种亚健康状况。很多人靠吃安眠药来解决睡眠问题，但这不是长久之计。再者说，安眠药吃多了，不仅会形成对安眠药物的依赖，还会产生更多的副作用。

失眠，虽然不属于危重疾病，但也会或多或少妨碍人们的正常生活、工作和学习。从短期来看，前一晚的睡眠不足，会直接影响到第

第五章
养心养神，让你乐享天年

二天的工作与学习，会出现精神萎靡、疲惫无力、情绪不稳、注意力不集中等现象。从长远来看，失眠的危害更是巨大。有一些患者因为长期失眠，脾气会变得十分暴躁。而且最要命的是，越想睡越睡不着，越急越睡不着。失眠次数多了，时间久了，就会引发焦虑症。

与此同时，失眠还有诱发某种潜在疾病的可能，长期失眠会变得多疑、敏感、易怒，甚至会缺乏自信。这些势必会影响其在家庭和工作中各方面的人际关系，从而产生孤独感、挫败感。这时候，如果服用柏子养心丸，一定能很好地改善患者的睡眠质量。

病例解析

马女士，今年53岁了。前不久，她的大儿媳妇生下了一个大胖小子。她这个当奶奶的自然是要去照顾自己亲孙子。可是孩子刚过满月，因为一些琐碎的事情，马女士和儿媳妇吵了一架。之后的一个月，她就开始变得心烦气躁，睡眠也不好了。入睡不到2个小时就会从睡梦中惊醒，然后就再也睡不着了。此外，她还出现了心慌心悸、精神差、大便不爽等症状。她曾经到医院做过检查，但结果显示各项正常，没有发现任何异常。后来，她决定转看中医，经过一番检查，医生告诉她这是阴虚火旺导致的失眠，坚持服用柏子养心丸，一天2次，饭前服用即可。连续用药了一段时间后，马女士的心慌、心悸症状就消失了。最关键的是，马女士能够有一个好的睡眠了。每天不到十点，她就入睡了，半夜也不会从睡梦中惊醒，一觉可以睡到大天亮。

健脾养心汤

材料	大枣肉、龙眼肉各200克，核桃仁100克，西洋参10克，蜂蜜50克。
做法	①将大枣肉，龙眼肉，核桃仁，西洋参放入砂锅中； ②加水适量，大火开后转文火煮至烂熟； ③捣烂加入蜂蜜再用文火煮沸后，冷却装瓶。
用法	每日早中晚各服1汤匙。

对于脑力劳动者来说，这道健脾养心汤非常适合饮用，因为白天用脑过度，久而久之就会出现心悸失眠、多梦健忘、食欲不振、脘腹胀满等症状。如果长期下去，还可能诱发神经衰弱、失眠等疾病。所以，作为脑力劳动者一定要注意科学用脑，及时给大脑补充营养。当你觉得大脑运转缓慢时，这道健脾养心汤就是你大脑的"营养剂"。

功效细说

酸枣仁、柏子仁养心安神；黄芪、党参益气生血，配以当归补血润燥；川芎行气活血；茯苓、远志养心安神，又可交通心肾；朱砂镇心安神；五味子益气敛阴，以助补气生阴之力；肉桂温里散寒；半夏燥湿化痰；甘草补益心脾之气并能调和诸药。诸药共奏补气，养血，安神之功。

在临床上，柏子养心丸有补气、养血、安神的功效，主要用于心气虚寒、心悸易惊、失眠多梦、健忘等症，效果十分显著。不过，有一些人群是不适合服用柏子养心丸的，比如阴虚火旺或肝阳上亢者禁用，孕妇及哺乳期妇女、儿童、老年人使用本品时，都应遵医嘱。对于那些过敏体质者而言，也要谨慎使用柏子养心丸。

第五章 养心养神，让你乐享天年

> **宜忌事项** ********************************
>
> 1. 年老体弱者应在医师指导下服用。
> 2. 服药期间饮食宜清淡，忌食生冷、油腻、辛辣难消化的食物。
> 3. 多吃水果及富含纤维食物，保持大便通畅。
> 4. 建立有规律的作息制度，养成良好的睡眠习惯。
> 5. 睡前避免从事紧张和兴奋的活动。
> 6. 保持心情舒畅，忌过度思虑，避免恼怒、抑郁等不良情绪。
> 7. 从事适当的体育锻炼或体力活动，增强体质。

夜夜口渴，试试"五苓散"

奇方也谈

- **来源**：东汉时期医圣张仲景的《伤寒论》。
- **成分**：由猪苓、泽泻、白术、茯苓、桂枝5味药物组成。
- **性状**：本品为淡黄色的粉末，气微香，味微辛。
- **功效**：温阳化气，利湿行水。适用于膀胱化气不利，水湿内聚引起的小便不利、水肿腹胀、呕逆泄泻、渴不思饮等症。
- **用法**：口服，每次6~9克，每日2次。

一般来说，口渴时喝些水便可以有所缓解。但是，一些朋友会发现

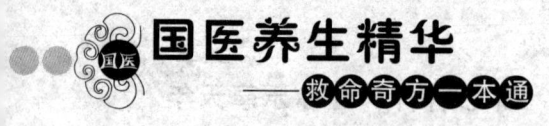

自己即便喝了很多水，依然会觉得口渴难忍，这到底是怎么回事呢？其实，导致长期口渴的原因有很多，除了缺水导致口渴，还包括身体状态、疾病等因素，比如糖尿病、脑损伤、激素过剩、肾脏疾病等，也有可能是用药不当所致。而五苓散是古代水逆病的专方，经典的通阳利水剂，适用以口渴、吐水、腹泻、汗出而小便不利为特征的疾病。

五苓散适用于口渴证。症见口渴而入水即吐，口渴而腹泻，口渴而汗出，口渴而头痛眩晕，口渴而烦躁，口渴而悸动。这种口渴，是口渴而不喜欢饮水，或喜热饮，或喝水以后胃内不适或有振水声。口渴，但无舌焦干燥。

五苓散还适用于小便不利，症见小便量少，或次数少，甚至完全没有，这种情况多于急性吐泻的疾病中。在慢性病症中则为小便次数偏少，并多见浮肿倾向。如下肢浮肿，面部浮肿或浮肿貌等。

除口渴而小便不利外，五苓散还适用于头晕、头痛、心悸或腹部的上冲感、肌肉跳动或痉挛、自汗等症。

病例解析

64岁的于先生，虽然体型消瘦，但从其外表就看得出来他是一个知识分子，说话也很有条理，是早期的文化人儿。在此之前，他的身体一直很好，但是最近好像出了一些状况。一到晚上睡觉时，他就觉得肚脐处跳动明显，时轻时重，几乎每天晚上都会发作。据他所说，如果前一晚跳得太厉害，到第二天就会声音嘶哑，甚至还有耳鸣的症状。在老朋友的建议下，于先生去看了中医。他告诉医生说除了以上症状，他还出现了口渴喜温饮，咽干。医生又观察到于先生舌淡润，苔薄白，脉弦，初步诊断出他这属于饮邪停于下焦，再加上口渴明显，于是给于先生开了五苓散以治水饮：泽泻40克，茯苓、白术各30克，猪苓25克，桂枝20克。打粉。每次一汤匙，水煎2分钟后服。自服药当天起，于先生的肚脐跳动就再也没有发生过。吃了一星期后，声音嘶哑也有所好转了。

金樱五苓粥

材料	金樱子、茯苓粉各30克，五味子10克，粳米500克，白糖适量。
做法	①先将金樱子、五味子共煮，取浓汁200克； ②茯苓粉加粳米煮粥，粥成后加药汁； ③拌匀煮开加白糖适量。
用法	每天1剂，分次温服。

这道金樱五苓粥中的金樱子具涩肠止泻、缩尿固精之功效；五味子有涩精止泻之功效；茯苓有宁心安神、健脾补中、渗湿利水之功效。将以上三种药物与粳米相配煮成粥，具有健脾补肾的功效。

功效细说

五苓散中重用泽泻为君，以其甘淡，直达肾与膀胱，利水渗湿；臣以茯苓、猪苓之淡渗，增强其利水渗湿之力；佐以白术、茯苓健脾以运化水湿；膀胱的气化有赖于阳气的蒸腾，故方中又佐以桂枝温阳化气以助利水，解表散邪以祛表邪。

如果体内水湿内盛，五苓散通治诸湿腹满，水饮水肿，呕逆泄泻，水寒射肺，或喘或欬，中暑烦渴，身热头痛，膀胱积热，便秘而渴，霍乱吐泻，痰饮湿疟，身痛身重。此外，五苓散能除去身体里多余的水分，还能间接起到紧肤作用。

在中医临床上,大大拓宽了五苓散的运用:

第一,本方为利水之剂,所治诸证以小便不利,舌苔白,脉浮或缓为证治要点。《伤寒论》中对小便证候的论述,多以小便利与不利言之。但究其含义,小便不利,所涵甚广。就其病性来说,有虚实寒热之分,从其症状而论,有小便次数的多寡、尿量的多少及排尿困难与否。虽然症状各自不同,而产生的机理,又皆与膀胱气化不利有关。临床表现皆以尿频、尿急、尿量短少为主,可见小便不利,非单指尿液减少。凡是小便排出困难,不能如常通利,或有频数、或为尿少,皆可以小便不利名之。

第二,若水肿兼有表证者,可与越婢汤合用;水湿壅盛者,可与五皮散合用;泄泻偏于热者,须去桂枝,加车前子、木通以利水清热。

第三,有无表证皆可用:五苓散之称,苓者,令也,行肺治节之令,行三焦,利膀胱之气。利膀胱则能利三焦,利三焦则能利肺气,可见五苓散能利小便、通水道。因此,内有水气,小便不利者,均可用,故不必非有表证不可。

第四,常用于肾炎、肝硬化所引起的水肿,以及急性肠炎、尿潴留、脑积水等,属水湿内盛者。

另外,五苓散还常用于治疗神经性尿频、水疝、急慢性肠炎、胃潴留、肝炎、慢性充血性心衰、冠心病、尿崩证、遗尿、心源性水肿、眩晕证、湿疹、消渴、传染性肝炎、泌尿系感染、心脏病等,但必须具备本方证特征。这些病证的病理本质都与水液代谢异常,水饮异常停积有关。

第五章
养心养神，让你乐享天年

> **宜忌事项**
>
> 1. 入汤剂不宜久煎。
> 2. 若汗下之后，内亡津液，而便不利者忌用。
> 3. 一切阳虚不化气，阴虚而泉竭，以致小便不利者慎用。
> 4. 湿热者忌用，且不宜常服。

"安神定志丸"，专治心气不足

奇方也谈

● **来源**：清代医家程国彭的《医学心悟·卷四》。

● **成分**：由远志、石菖蒲、茯神、茯苓、朱砂、龙齿（先煎）、党参7味药物组成。

● **性状**：上药为末，炼蜜为丸，如梧桐子大，辰砂为衣。

● **功效**：镇惊安神，益气宁心。适用于心气虚所致的易惊、心悸、失眠、多梦、气怯神疲、舌质淡、脉细弱或惊恐不得卧、癫痫等症。

● **用法**：每服30丸，清米汤送下，每日3次，不拘时候。

心气不足，确切地说是心气虚。主要指心的功能活动，也可以特指心脏推动血液循环的功能。心气不足的根本原因，就在于元气大伤，而

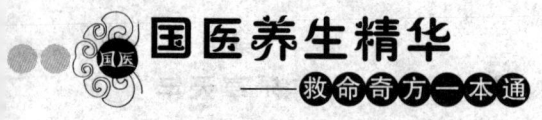

元气藏于肾。所以，肾经如果出现病变，首先会出现"目如无所见"的象，好像什么都看不见了，总是一种恍惚的状态。其次，会出现"心如悬"的象，心老是悬空的、害怕的状态。再次，"心如悬若饥状"，就好像饥饿一样，心里慌慌的，可是"饥又不欲食"，饿了也不太想吃东西，总是心慌，手脚冰凉，就像人低血糖时的症状。另外，还会"气不足则善恐"，如果肾气不足，人就特别容易恐惧，这些都是属于肾经的病变。

中医学认为，心气不足多是由久病体虚，或年高脏气衰弱，或汗下太过耗气，或禀赋不足等因素所引起的。因心气是推动血液循行的动力，心气不足，其基本病理变化是心脏本身主血脉功能减退。由于血液为神志的物质基础，心气虚衰，鼓动力弱，血脉不充，则心神失养。所以，既有心神不足之病，又有全身气虚之变。在中医临床上，以心悸气短，动辄益甚，神疲乏力等为重要特征。这时候，就可以用安神定志丸来调治，效果很是显著。

安神定志丸，是治疗心气不足之症的重要药剂，因为功效著名而流传至今。如果出现了精神烦扰或惊悸失眠等现象，就可以通过安神定志丸进行治疗。另外，它对于癫痫具有治疗效果。不仅如此，它还具有宁心除痰的功效。如果病人晚上睡眠质量差，经常容易做梦，则同样可以服用安神定志丸。

病例解析

陶先生是一名IT精英，每天忙到很晚才回家，自己的身体出了状况也全然不知。最近，他觉得自己的身体有点不对劲儿，明显感觉到心跳加快，而且十分强烈，并伴有心前区不适。针对这不适症状，陶先生推测自己可能是患上了心脏方面的疾病。这一次，他终于肯放下工作，积极去医院做检查。可是检查结果是他的心脏并没有什么器质性的病变，只是由于心气不足、心脏功能失常发生了心悸之症。然而，他还是不太放心，于是又去看中医。医生得知他有身疲乏力、胸闷气短、畏风自汗、懒言少语等症状，细心诊治之后，告诉他是因为心气不足导致的心跳加快。随后，就给他开了一个疗程的安神定志丸回去服用。陶先生服用完一个疗程后，就发现身上的所有不适都有所减轻了。

安神定志茶

材料	石菖蒲9克，远志、茯神各10克，党参20克。
做法	①将以上药材一起研成粗末，用纱布包好； ②把准备好的茶包放入保温杯或茶壶中，并冲入适量沸水； ③加盖静置15~20分钟，即可倒出代茶饮用。
用法	每天1剂，以味淡为度。

这款安神定志茶中的党参味甘、性平，能补中益气、健脾益肺、养血生津，茯神是茯苓的菌核，有渗湿消肿、安神定惊等功效，也是养心安神的重要药材。

功效细说

本方中的朱砂、龙齿重镇安神；远志、石菖蒲入心开窍，除痰定惊，同为主药；茯神养心安神；茯苓、党参健脾益气，协助主药宁心除痰。诸药合用，适用于治疗心悸、怔忡（病人自觉心中悸动、惊惕不安，甚则不能自主）、失眠、烦躁、惊狂等病证。方中加入酸枣仁、柏子仁，则养心安神作用更好。若用于治癫痫，痰多者宜加入胆南星、竹茹等涤痰之品。

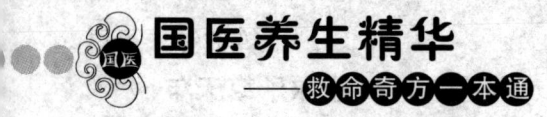

五脏可藏神,气血不足,五脏失养,神不守舍,或热邪、痰浊、水饮扰乱心神,都会有神志不安的表现。安神定志丸通过补益气血,祛邪的方法能恢复五脏藏神的功能,使神志安定。

宜忌事项 ************************

1. 阴虚者慎用。
2. 患有热证或胃炎、胃溃疡的人不宜服用。
3. 忌铁器、与羊肉同食,以免破坏药性,或引起中毒。

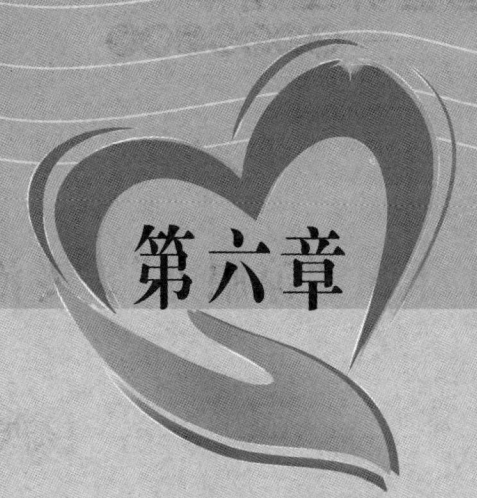

第六章

抚平火气,过"不上火"的好生活

在日常生活中,上火是一种亚健康状态。"火"是新陈代谢的重要保证。如果一个人没有了"火",就等同于有阴而无阳,有血而无气。这就类似有米而没火,自然做不成能供身体用的熟饭。

上火,还是中医特有的一个概念。金代名医朱丹溪曾认为,人体是"阳常有余,阴常不足"的。意思就是说,即便是正常状态下,人身的"阳"也是多于"阴"的,总是处于微微上火的状态。人只要活着,就需要火力,而且人体也时刻处于被火消耗的阴虚边缘。在这种形势下,只有抚平体内的火气,才能过"不上火"的好生活。

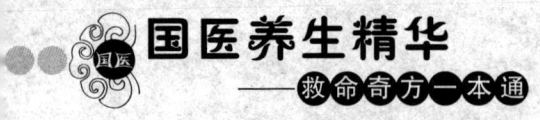

"凉膈丸"，专治上火证

奇方也谈

- **来源**：宋代太平惠民合剂局的《太平惠民和剂局方》。
- **成分**：由大黄、甘草、竹叶、栀子（姜汁制）、连翘、黄芩、薄荷、芒硝8味药物组成。
- **性状**：本品为棕黄色的水丸，味咸苦。
- **功效**：消炎解热，消火凉膈。适用于上焦热盛、咽喉不利、牙齿疼痛、大便秘结、小便赤黄等症。
- **用法**：口服，每次6克，每日1次。

"上火"，是一个中医学术语，意为人体阴阳失衡，内火旺盛。上火并不能一概而论，分为"实火"和"虚火"两类。实火，是指邪火烧盛引起的实热证，以肝胆、胃肠实火最为多见。虚火，一是指阴虚而导致的火旺现象；二是指气虚和阳虚导致的"真寒假热"现象。

在干燥气候及连绵湿热天气时，人们更容易上火。然而，造成上火的原因有很多，比如工作、生活压力大、经常熬夜，就会造成内分泌紊乱，继而导致体内毒素堆积。另外，夏季常吃烧烤、喝酒，外加气温较高，都会造成上火。除此以外，情绪问题、常吃辛辣刺激食物，以及感冒等，都会造成身体的上火。如何才能将这些上火症一一消除呢？如果要选择中成药，不妨服用凉膈丸试一试。

第六章
抚平火气，过"不上火"的好生活

凉膈丸，原名是"凉膈散"，早在我国宋代就开始应用了，是历代医家用于治疗上火症的专用药物，十分擅长解热消炎、消火凉膈。所以，只要对证，并遵从医生或是参照说明服用，就完全不用怀疑它的疗效。

病例解析

一直以来，小凡都特别注重养身。但即便如此，每每进入秋季，她的身体就会变得更加敏感，稍稍不注意，她的舌头就会生疮，咽喉也开始肿痛。对于这样一个注重养身的女孩儿，即使是小病，她都特别在意。在闺蜜的陪同下，她很快就去看了中医。

医生听完她的一系列症状后，先是给她分析病因：由于人体内水分的过度蒸发，秋燥会使很多人出现口舌生疮、咽喉肿痛等现象，这主要是人体的唾液分泌减少，呼吸道干燥，血管的脆性增强，再加上胃火上升引起的。之后，医生就建议她服用凉膈丸。小凡回家后更是小心翼翼，开始各种忌口。她还谨记医生所说，每天口服1次，每次6克。坚持服用了1星期后，小凡的舌疮就好了一大半儿，咽喉肿痛的现象也基本消失了。

	三味凉膈汤
材料	连翘10~15克，大黄6克，甘草3克。
做法	①将以上三种药物用少量冷水浸泡15分钟； ②再将泡好的药材及水一起下锅，加水600毫升，文火煎10~15分钟后关火； ③滤净药渣即可。
用法	每天1剂，可分早晚2次温服。

在三味凉膈汤的配方中，之所以把连翘作为主药，就是因为它可以清心解热、凉血解毒。而大黄在汤药中可以起到荡涤胸膈积热，并泻下清热的作用。总之，精选出这三味药材来制作汤药，既可以遍及人体上、中二焦的上火之症，又具有很好的泻火散热之功。

功效细说

方中连翘轻清透散，长于清热解毒，清透上焦之热，故为君药；黄芩清透上焦之热，清透胸膈之热；栀子清利三焦之热，通利小便，引火下行；大黄、栀子泻下通便，故为臣药；薄荷清利头目、利咽；竹叶清上焦之热，故为佐药；芒硝泻下通便，润燥软坚，清火消肿；甘草调和诸药之性。

综上所述，凉膈丸的主要功能是消炎解暑、消火凉膈。一般适用于上焦热盛、咽喉不利、牙齿疼痛、大便秘结、小便赤黄等症。需要特别强调的是，还要控制好凉膈丸方中的各种药材的用量。连翘每人每天以9～15克为宜，大黄每人每天的用量为5～15克为宜。如果在服药期间出现什么不良症状，都应该立即停药及时就医。

宜忌事项 ****************************

1. 忌烟、酒及辛辣、油腻食物。

2. 高血压、心脏病、肝病、糖尿病、肾病等慢性病患者应在医师指导下服用。

3. 服药后大便次数每日2～3次者，应减量；每日3次以上者，应停用并向医师咨询。

第六章
抚平火气，过"不上火"的好生活

"龙胆泻肝丸"，泻肝又泻火

奇方也谈

- **来源**：清代医家汪昂的《医方集解》。
- **成分**：由龙胆草、柴胡、黄芩、栀子、泽泻、木通、车前子、当归、地黄、炙甘草10味药物组成。
- **性状**：本品为暗黄色的水丸，味苦。
- **功效**：清肝利胆，清利湿热。适用于肝胆湿热、头晕目赤、耳鸣耳聋、胁痛口苦、尿赤、湿热带下等症。
- **用法**：口服，每次3～6克，每日2次。

日常生活中，有一些人总会出现"热气""上火"的情况，这是怎么回事呢？从中医的角度来看，这可能是肝火旺的症状。那么，为什么会出现肝火旺呢？其影响因素是多方面的，比如，生活不规律、多吃油炸类食品、熬夜加班、心情抑郁等，都有可能会导致肝火旺。

肝火，是指肝亢的病理现象。由肝失疏泄，气郁化火或肝热素盛所致，与情志激动过度也有一定关系。临床多见目赤、易怒、头痛、胁痛、口苦、吐血、咯血、脉弦数等证。肝火旺盛主要由生活不规律、心情积郁导致。

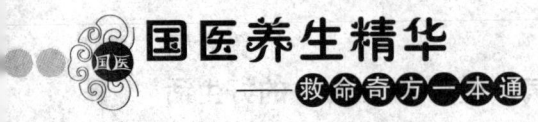

在中医理论中,"火"是外邪六淫"风、寒、暑、湿、燥、火"之一。由于外界气候变化,引起人体的"邪气"。火气大时,就会出现口干舌燥、口臭、长青春痘、牙龈浮肿疼痛、皮肤瘙痒、便秘、痔疮出血等症状。这时候,就要用龙胆泻肝丸来泻肝火。因为它是一剂可以清利湿热的良药,还可以宣畅三焦气机之功。

龙胆泻肝丸,是中医临床上治疗肝胆湿热证的专用药物。追溯起来,它还是一个古方,它的前身是"龙胆泻肝汤"。而且几百年以来,它的临床应用甚是广泛,疗效也十分显著,是一种非常理想的清胆热、泻心火的药物。

病例解析

前一阵子,小妮突然觉得自己胁肋部好痛,而且一天比一天痛。因为之前都没有发生过这种情况。所以,她特意翻看了一些医书,想知道自己的身体到底出了什么毛病。从书中,她得知胁痛跟肝脏有关系,而且很多胁痛的人都是生气造成的,和肝气郁滞有关系。所以,她断定自己的症状也是由肝气郁滞所致。但是,她又仔细想了一下,自己最近好像并没有跟谁生气,也未曾生过闷气。想到这里,小妮决定还是去看中医,解除自己心中的疑惑。医生看到小妮舌头偏大、舌苔黄而厚腻,尤其是后半部分显得很厚腻。医生问及小妮还有其他什么症状时,小妮说她有时候还伴有口苦,小便赤红、涩痛之症。经过一番诊查之后,医生告诉她说,她的病因并不是肝气郁滞,而是肝胆湿热,很显然已经排除了生气的因素。小妮开始庆幸自己没有擅自用药,否则会让自己的病症变本加厉,引发不良后果。在医生的建议下,小妮开始服用"龙胆泻肝丸"。没过几天,小妮的胁痛症状就有所缓解了。

第六章
抚平火气，过"不上火"的好生活

龙胆甘菊茶

材料	龙胆草10克，炙甘草3克，菊花5~6朵。
做法	①将龙胆草、炙甘草研碎，用纱布包好； ②把准备好的药包一起放入保温杯或茶壶中； ③冲入适量沸水，加盖静置10分钟左右即可。
用法	每天1剂，以味淡为度。

这款龙胆甘菊茶中的龙胆草是味道极其苦的清热燥湿药，入食或煲汤都会让人难以下咽。所以，最合适的做法就是煎汤、泡茶，以泻肝胆实火、除下焦湿热为主要功效。再加入善于滋阴平阴的菊花，在清肝热、泻心火方面都能表现出更加理想的疗效。

功效细说

龙胆泻肝丸方中的龙胆草泻肝胆实火，下清下焦湿热，为君药，适用于肝胆湿热所致的头痛、胁痛、双眼红赤、咽痛、口苦、皮肤湿疹、黄疸、痢疾、男性阴囊肿痛、阴部湿痒以及女性带下、产褥热等多种病症。

炙甘草可以补养脾胃、和中缓急、解毒和药，促进药物的吸收和利用。另外，炙甘草性温，可以减轻龙胆草的寒性，保护脾胃不受伤害。

黄芩、栀子苦寒，有清热燥湿、导热下行的功效，是臣药；泽泻、木通、车前子清热利湿，能将湿热通过小便排出；生地、当归滋阴养血；柴胡疏肝解郁，有引经的作用；炙甘草能调和药性。上药配伍而成的龙胆泻肝丸泻肝却不伤肝，利湿却不伤阴，配伍相辅相成。

龙胆泻肝丸常用于肝胆湿热，头晕目赤，耳鸣耳聋，耳肿疼痛，胁痛口苦，尿赤涩痛，湿热带下的治疗。其功效与作用表现在抗菌、抗炎、增强免疫功能、抗过敏等方面，可治疗带状疱疹、流行性结膜炎、慢性中耳炎等。在治疗乙肝方面，它的主要作用是帮助改善肝功能。但是要注意使用必须要得当，否则会对于肾功能造成一定损伤。

宜忌事项

1. 忌烟、酒及辛辣食物。

2. 不宜在服药期间同时服用滋补性中药。

3. 有高血压、心脏病、肝病、糖尿病、肾病等慢性病严重者应在医师指导下服用。

4. 服药后大便次数增多且不成形者，应酌情减量。

5. 孕妇慎用。儿童、哺乳期妇女、年老体弱及脾虚便溏者应在医师指导下服用。

心力交瘁，"牛黄清心丸"来搞定

奇方也谈

● 来源：宋代太平惠民合剂局的《太平惠民和剂局方》。

● 成分：由牛黄、当归、川芎、甘草、山药、黄芩、苦杏仁(炒)、大豆黄卷、大枣(去核)、白术(炒)、茯苓、桔梗、防风、柴胡、阿胶、

第六章 抚平火气，过"不上火"的好生活

干姜、白芍、人参、六神曲（炒）、肉桂、麦冬、白蔹、蒲黄（炒）、人工麝香、冰片、水牛角浓缩粉、羚羊角、朱砂、雄黄29味药物组成。

● **性状**：本品为包金衣或不包金衣的大蜜丸，除去金衣显黑棕色，气芳香，味甜，微苦。

● **功效**：益气养血，镇静安神，化痰熄风。适用于气血不足，痰热上扰引起的胸中郁热、惊悸虚烦、头目眩晕、中风不语、口眼㖞斜、半身不遂、言语不清、神志昏迷、痰涎壅盛等症。

● **用法**：口服，每次1～2丸，每日2次，小儿酌减。

心力交瘁，是指精神和体力都极度劳累。在现代社会，因为工作、生活方面的重重压力，很多人都出现了心力交瘁的现象。心力交瘁是一种综合状态，也是一种危机状态，它是人们健康的主要杀手。有这种危机感的人，通常是感觉不到生活中的乐趣的，他们经常会出现这样几种典型症状：冷漠、无聊、沮丧、乏力、身体不适等。在心理上，主要体现为刻板僵化、态度消极、工作艰苦、效率降低等状态。由此可见，心力交瘁是一个缓慢又微妙的过程，而牛黄清心丸就可以解决这个让大多数人苦恼的问题。

牛黄清心丸，又称"局方牛黄清心丸"，是历久不衰的效验名方。经过200多年的临床应用，医家对该方不断进行改进，使其安全有效性更为可靠，成为清心化痰、开窍与滋补强壮共有的药物。如今，随着生活水平的不断提高，服用牛黄清心丸的人越来越多。

现代中医认为，牛黄清心丸为清心解毒、祛风化痰之品，既能调和营卫气血，又能清心解热。在临床上，它还被广泛应用于眩晕、神经衰弱、中风先兆、脑血栓后遗症、高血压、精神萎靡等症。此外，因为它

的配伍精妙，温凉协调，不寒不热，清中有补，补中有清。所以，无论虚实之人，体质强弱者都可以服用，为治疗风痰之首选药，在中药界有"科学凉茶"之称。

病例解析

周先生是一家传媒公司的老总，每天都忙忙碌碌的。有一天，他突然被员工送进了医院。原因是他突然说起了很多莫名其妙的话，整个人思维混乱、语无伦次。听他的员工们说，在病发前，周先生只是陪客户吃了一顿饭，回来后就变得十分奇怪。到医院后，医生让他伸出舌头来看，发现他的舌头很红，舌尖红且有芒刺，好像要裂口子似的。医生告诉他这是明显的心火过盛。通过进一步了解得知，由于生意上的原因，周先生这几天的心理压力很大。眼看着客户的合同到期了不能继续履行，他觉得心力交瘁，才导致心神不宁、胡言乱语。当时，医生给他服下两丸牛黄清心丸。同时，还给他静脉点滴疏通血管的常规药物。没想到晚上的时候，周先生的神志就基本恢复了。从那以后，牛黄清心丸就成了周先生的急救药，每当生意忙、心理压力大时，他就提前吃牛黄清心丸，以防万一。现在，牛黄清心丸好像已经成了他的"定心丸"，成了他的专用药物。

人参山药粥

材料	人参3克，山药、粳米各30克，冰糖适量。
做法	①将人参研成末，与山药、粳米同放入锅内，加水适量； ②以文火煮成稀粥，加入冰糖； ③待冰糖溶化后即可食用。
用法	每天1剂，温热服之。

第六章
抚平火气，过"不上火"的好生活

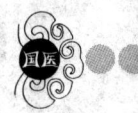

这款人参山药粥具有补元气、生津止渴的功效。人参可壮体、抗衰老，还能增进食欲、促进消化。山药也有壮体、强精、抗衰老的功效，且可祛热、镇痛、镇定精神、帮助排除体内毒素。山药与人参配合，是养身粥中理想的一种。

功效细说

山药专理脾胃而补中气；配人参、白术、茯苓、甘草、干姜、大枣、六神曲除湿益气以健脾胃；当归、白芍、川芎、麦冬、阿胶以养阴、养血、活血；柴胡、防风祛风散热；杏仁、桔梗、白蔹下气开郁；再配黄芩、蒲黄散邪热；取肉桂辛温大热之性，以热制热，引火归源；牛黄性味苦凉，入心肝二经，既能清心降压，又能解热、镇静、抗惊厥；羚羊角、水牛角粉平肝熄风，清热凉血；麝香辛温芳香开窍，冰片辛凉走窜，能通诸窍，两者合用功通十二经，通窍止痛；大豆黄卷解表祛暑，清热利湿；朱砂清心镇惊，安神、明目、解毒；雄黄解毒杀虫，燥湿祛痰，截疟。

以上诸药组成的牛黄解毒丸具有清热降火、解毒、除烦、疏风等功效。多用于因内热热毒壅盛上焦：口鼻生疮、口舌干燥、头晕目眩、咽喉肿痛、大便不通及头面五官、口腔的红肿热痛（扁桃体炎、咽炎、牙龈炎、口腔溃疡）兼便秘者最宜。

现代研究表明，牛黄清心丸具有镇静、降血压、解热、耐缺氧、抗血栓、抗动脉粥样硬化等作用。其方中的山药可以降低胆固醇，预防心血管疾病；人参的主要成分是人参皂苷，可以明显改善神经系统兴奋性，还具有增强机体抗疲劳等作用；麝香既能增强中枢对缺氧的耐受力，还可以扩张冠脉，缓解心绞痛；牛黄有镇静、抗惊厥，降压，保肝利胆的作用；川芎可以明显地扩张冠脉，还有抗血栓的作用；羚羊角有镇静、催眠的作用,还能抗惊厥及适度降压。

总而言之,牛黄清心丸中的多味药物对心脑功能都有明显的改善作用。近年来,通过临床实践,牛黄清心丸还有一些其他的新应用。

缓解神经性头痛。患者头痛,有的呈持续性疼痛,有的是阵发性疼痛,或者是刺痛,有时钝痛。可在治疗头痛的方药中配合应用牛黄清心丸,往往收到良好效果。

治疗眩晕。患者头目眩晕,重则天旋地转,或有耳鸣,干哕呕吐,记忆力减退,失眠。可配合应用牛黄清心丸,每次1丸,每日3次。眩晕是常见病症,概言之,病机不外乎风、火、痰、虚,治法急者多偏实,多选用熄风潜阳,清火化痰之法;患者多偏虚,用补养气血,益肾养肝,益气健脾等法。高血压眩晕患者本虚标实,阴血不足,肝热上扰,以牛黄清心丸清心养血,益气健脾,平肝潜阳,可达到镇静、解热、耐劳、稳定血压的作用。

治疗发热。外感或内伤患者,出现发热身痛、咳嗽、咳痰、咽喉疼痛,可配合应用牛黄清心丸,特别适应于有热证的患者。

治疗口腔溃疡。患者口腔内出现溃疡,大小不等,有时呈片状,接触食物、饮水时疼痛,夜晚影响睡眠,常反复发作。可用牛黄清心丸,每次2丸,每日3次。

治疗慢性咽炎。患者咽部疼痛,口干口苦,有痰,吐之不尽,常反复发作,缠绵难愈。可用牛黄清心丸配合利咽药物口服。

宜忌事项★★★★★★★★★★★★★★★★★★★★★★★★★★★★

1. 孕妇慎用。
2. 孕妇及哺乳期妇女、儿童、老年人使用本品应遵医嘱。
3. 服用前应除去蜡皮、塑料球壳及玻璃纸;本品不可整丸吞服。

第六章
抚平火气，过"不上火"的好生活

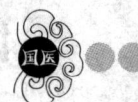

口腔溃疡，就吃"黄连解毒丸"

奇方也谈

- **来源**：唐代名医王焘的《外台秘要》。
- **成分**：由黄连、黄芩、黄柏、栀子4味药物组成。
- **性状**：本品为黄褐色的水丸，味苦。
- **功效**：清热解毒，消肿止痛。适用于三焦积热所致的口舌生疮、目赤头痛、便秘溲赤、心胸烦热、咽痛、疮疖等症。
- **用法**：口服，每次3克，每日1～3次。

口腔溃疡是日常生活中的一种常见口腔疾病，虽然它看起来并不是什么大病，但却影响了你的日常生活。轻轻一碰就是一阵钻心的痛，整天这也不能吃，那也不敢碰。影响正常生活的同时，也严重影响了正常工作。虽然人们都知道，口腔溃疡是一种比较常见的、复发率很高的口腔疾病，但对口腔溃疡的病因却不太熟悉。总结起来，主要有以下几种：

精神压力与荷尔蒙。在民间，口腔溃疡又称为口疮上火。从中医的角度来说，口腔溃疡之类的"火"和现代人所承受的巨大的生活压力、不良的生活习惯和饮食方式有很大关系。比如熬夜加班、过食肥甘厚味和辛辣刺激之品等。此外，口腔溃疡也被认为与遗传、荷尔蒙等因素有关，比如女性月经前口腔溃疡会恶化，更年期妇女中病例增多，但怀孕期妇女则发病率较低，这些现象都显示溃疡的发生受荷尔蒙变化的影响。

解除便秘、睡眠充足。中医认为，要改善复发性口腔溃疡应注意排便通畅、睡眠充足。自然疗法治疗师认为，多吃新鲜水果和蔬菜可以清理肠胃，同时由于口腔溃疡也可能是缺乏维生素 B_2 引起的，可多吃蔬菜和小麦胚，并补充维生素 B_2 和锌。

病毒感染是病源。口腔溃疡中最常见的一种是"复发性口腔溃疡"，通常生在嘴唇、舌头上或口腔的其他部位，而且会经常复发。当身体免疫系统异常时，比如感冒等，就会激活潜伏在体内的病毒，这些病毒会特别活跃，溃疡也会明显恶化。

如果不想再被口腔溃疡所困扰，就可以试试黄连解毒丸。一直以来，它对于治疗口腔溃疡的疗效都是相当不错的。从临床经验来看，黄连解毒丸已经有上千年的应用历史，它的前身是"黄连解毒汤"。但是，无论从哪方面来说，作为上火所致的口腔溃疡的治疗，它都有着十分理想的作用。

病例解析

最近一段时间，小卢很是烦躁。她自己也没弄清楚，为什么会患上口腔溃疡。这给她的一日三餐带来了诸多不便。每到吃饭的时候，她就得小心翼翼。一只手拿筷子，另一只手还得抚摸着脸侧。自从长了口腔溃疡，小卢就再也不能肆意吃食物了，酸的、辣的、凉的、烫的食物了，她统统不能吃。这对于平日里爱吃美食的小卢而言，真是难受。后来，在室友的推荐下，小卢买了西瓜霜喷雾来用。但是，用了一个多星期似乎效果不大，只是能暂时缓解疼痛。后来，她决定去看中医。医生听完她的症状后，又让她张开嘴，看到上面长了绿豆大小的白点儿。医生继续询问她，最近是否老是熬夜，小卢点点头。医生又问，最近是否总吃油腻、辛辣的食物，小卢又点点头。最后，医生给她开了一个疗程的黄连解毒丸，并一再叮嘱她在按时服药的同时，还要多注意饮食和休

第六章
抚平火气，过"不上火"的好生活

息。小卢连续服药几天，口腔溃疡症状果然得到了显著改善。一个星期之后，口腔溃疡就基本痊愈了。

黄连栀子蜜茶

材料	黄连15克，栀子10克，蜂蜜适量。
做法	①将黄连和栀子一起加入保温杯中； ②冲入适量沸水，加盖静置15分钟左右； ③饮用前，再加入适量蜂蜜即可饮用。
用法	每天1剂，以味淡为宜。

"哑巴吃黄连，有苦说不出。"这句话就说出黄连是一种极其苦的药物。如果用作药膳材料，比如熬粥之类的似乎都不太合适，泡茶更为合适。正所谓苦口良药，这款黄连栀子茶也算是一道"苦口良茶"，具有清热泻火、解毒消肿、止痛通便的功能。

功效细说

黄连解毒丸方中的黄连是君药，具有清热燥湿、泻火解毒的功效。尤其是酒炙过的黄连，最善于清除上焦火热，主治眼睛红赤和口疮之症。正所谓良药苦口，正是它极苦的味道和与生俱来的寒性。黄芩泻上焦之火，为臣药。

栀子也是一种味苦、性寒的药材。它可以作用于人体心经、肺经、胃经和三焦经。具有清热泻火、凉血止痛的功效，是佐药。主要用于治疗热病所致的虚烦不眠、目赤、咽痛、口疮等多种病症。黄柏清下焦之火，为佐药。

在中医临床上，黄连解毒丸还有抗菌、抗溃疡、解热降压，减少过氧化脂质，增加脑血流量，保护胃黏膜、镇静、止血等作用。主要用于三焦积热所致的口舌生疮、目赤头痛、便秘溲赤、心胸烦热、咽痛、疮疖等多种症状。

宜忌事项 ✱✱✱✱✱✱✱✱✱✱✱✱✱✱✱✱✱✱✱✱✱✱✱

1. 忌烟、酒及辛辣食物。

2. 不宜在服药期间同时服用滋补性中药。

3. 有高血压、心脏病、糖尿病、肝病、肾病等慢性病严重者应在医师指导下服用。

胃火牙痛,"消胃散"最合适

奇方也谈

- **来源**:金代医家李杲的《脾胃论》。
- **成分**:由黄连、生地黄、牡丹皮、当归、升麻5味药物组成。
- **性状**:本品为散剂。
- **功效**:胃火牙痛,牙龈红肿溃烂,牙龈出血;或唇舌颊腮肿痛,或口气热臭,口干舌燥,舌红苔黄。适用于治疗牙龈炎、牙周炎龈脓肿、口炎、舌炎等多种口腔牙科疾病,亦用于治疗小儿发热、小儿唇风、痤疮、胆囊炎、细菌性痢疾等症。
- **用法**:每日1剂,水煎服。

"牙痛不是病,痛起来可真要命。"的确如此,牙痛真的是十分痛苦的事情,也是一种最为常见的疾病。其主要表现为:牙龈红肿、遇冷

第六章
抚平火气，过"不上火"的好生活

热刺激痛、面颊部肿胀等。牙痛大多由牙龈炎和牙周炎、龋齿（蛀牙）或折裂牙而导致牙髓（牙神经）感染所引起的。为什么会牙痛，大多是由于胃火上炎引起的。胃火旺盛，才会引起牙周肿痛。

人身之火，唯胃火最旺。胃火牙痛是指下牙（火牙）痛，多是胃火通过足阳明胃经转入牙齿，而牙齿又非藏火之地，当牙齿上火的时候，就会使牙齿疼痛，牙龈也会变得红肿。一般来说，胃火牙痛的人还会有胃口气臭秽、口干舌燥、舌质发红、舌苔黄腻、大便秘结等症状。遇到这样的情形，除了吃一些清淡下火的食物之外，药物疗法也是十分必要的。而消胃散就是专门消除胃火的，它可以有效治疗胃火牙痛、口臭及口腔溃疡等。

消胃散，是一种中成药剂，具有清脏腑热、清胃凉血之功效。它有数百年临床应用历史，属于清热剂，主治胃火牙痛。在中医临床上，它常用于治疗口腔炎、牙周炎等属胃火上攻者。

病例解析

结束了15天的实习培训，终于到周末了，静静和姐妹们决定出去"嗨皮"一下。经商量，最终决定去川湘菜馆美美吃一顿，然后再去KTV唱歌。这家川湘菜馆果然很正宗，每道菜都又辣又香，吃得大家一把鼻涕一把泪的。一顿美食过后，静静又和姐妹们去KTV潇洒了一晚上。前一天的痛快刚刚结束，到第二天中午静静就觉得牙齿不舒服。一吃东西，牙齿就有点隐隐作痛。午休的时候，静静去公司附近的药店买了一些消炎药和止痛药。可是一连吃了几天，牙痛非但没有减轻，反而更加严重。于是她就去看医生，医生让她张开嘴，观察她的牙龈，发现她的牙龈很红，甚至还有些浮肿，断定她这是胃火太旺所致。静静这才意识到，是前几天去川湘菜馆的菜太辣了。当时觉得挺过瘾，没想到会有这么多隐患。医生先给她开了清胃散，又嘱咐她回去之后尽量避免吃辛辣刺激之品。回家后，静静连续服用了几天后，牙痛的症状果然消失了。自从那次以后，她就开始适量吃辣，不再像以前那样猛吃了。

三味清胃茶

材料	生地黄20克，牡丹皮9克，黄连5克。
做法	①将上述三味研成粗末，用双层纱布包好； ②将处理好的药材一同放到保温瓶内，倒入800毫升沸水； ③加盖静置15~20分钟即可。
用法	每天1剂，当天饮完。

这道三味清胃茶对治疗、缓解胃火牙痛之症非常有效果。由生地黄、牡丹皮、黄连这三味药组成。既可以内服，也可以含漱。内服外漱，疗效更佳，它可以帮你早日摆脱胃火牙痛。

功效细说

本方证是由胃有积热，循经上攻所致。足阳明胃经循鼻入上齿，手阳明大肠经上项贯颊入下齿，胃中热盛，循上冲则口气热臭；胃为多气多血之腑，胃热每致血分亦热，血络受伤，故牙宣出血，甚则牙龈溃烂；口干舌燥，舌红苔黄，脉滑数俱为胃热津伤之候。治宜清胃凉血。

清胃散方中的生地黄是一味甘寒的药物，有滋阴清热、凉血止血、补血等功能，入肾经，能滋阴、清除火气。

牡丹皮凉血清热，走人体心经、肝经和胃经，不仅能清热凉血、退虚热，还能活血化瘀，消除齿龈肿痛的症状。《本草纲目》明确记载牡丹皮可以"和血、生血、凉血。治血中伏热，除烦热"，可见，它具有降火凉血的功效。

黄连苦寒泻火，直折胃腑之热。它作用于人体的胃经，特别是用酒炙过后，善于清除上焦火热。所以，对于治疗和缓解胃火牙痛之症有着不错的效果。

升麻散火解毒，兼为阳明引经之药。一取其清热解毒，以治胃火牙痛；一取其轻清升散透发，可宣达郁遏之伏火，有"火郁发之"之意。

当归养血活血，以助消肿止痛，为佐药。诸药合用，共奏清胃凉血之效，以使上炎之火得降，血分之热得除，于是循经外发诸症，皆可因热毒内彻而解。

宜忌事项 ************************

1. 《医方集解》载本方有石膏，则清胃之功更有力，为口腔科选用的处方。

2. 若属风火牙痛，宜加防风、薄荷以疏风，风寒牙痛者忌用。

夏季上火，用"清暑益气丸"一试

奇方也谈

● **来源**：清代名医王士雄的《温热经纬》。

● **成分**：由人参、黄芪（蜜制）、炒白术、苍术（米泔炙）、麦冬、泽泻、醋五味子、当归、黄柏、葛根、醋青皮、陈皮、六神曲（麸炒）、升麻、甘草15味药组成。

● **性状**：本品为黄褐色的大蜜丸，气微香，味甜。

● **功效**：祛暑利湿，补气生津。适用于中暑受热、气津两伤、头晕身热、四肢倦怠、自汗心烦、咽干口渴等症。

● 用法：姜汤或温开水送服，每次1丸，每日2次。

在大多数人看来，"上火"几乎算不上是什么大病，多喝水、多吃凉性食物，便成为少数人应对上火的常用方法。其实，上火有一定的季节特性。从发病原因不难看出，外界气候变化、自身情绪波动及饮食等多种因素都可能引起上火。尤其是在夏季，户外的炎热常使得人们汗流浃背，如果不注意降温、保持体内水分，很容易使人体耗气伤津，从而出现发热、口渴、自汗、疲乏犯困、不思饮食、胸满身重、大便溏薄等中暑兼气虚的表现。

在中医看来，夏季上火以"内火"居多。随着气温的逐步升高，环境相对闷热燥湿，而人体对环境的适应能力是有区别的，有些人不但不能很好地适应这种外界环境的变化，而且处于这种环境中时，还可能导致体内"火性"失控。与其他季节相比，夏季上火症状中，气温、湿毒等外界条件因素居多。

在炎热的夏季，如果出现了以上所列的"上火"症状，就可以服用清暑益气丸来进一步调理治疗。清暑益气丸的前身是"清暑益气汤"，它具有清暑益气、养阴清热、生津败火等功效，是专治高温暑热、气津两伤等诸多症状的良药。

病例解析

近两年来，老董开始发福了，一不小心就变成了一个体重180斤的大胖子。都说胖人最怕热，老董当然也不例外。每每到了夏季，他就觉得心情烦躁，也特别容易上火。于是，他便找各种降温解热的方法让自己好过点儿。所以，无论在家里还是公司，老董都离不开风扇、空调，此外，他还要吃冰镇西瓜，喝各种冷饮，比如啤酒、可乐等。可是时间久了，他总觉得这些解热的方法不够好。有一段时间，由于工作的需要

第六章
抚平火气，过"不上火"的好生活

外出办事，结果才外出了几天，他就出现了身热头昏、烦躁口渴、四肢无力等症状，感觉整个人浑身难受。而且通过休息和饮食的调理，他也没有恢复。后来，老董向一位医生朋友诉苦，并向他讨教清暑解热的方法，希望朋友能够帮他推荐一些药物来调理。朋友了解了他的工作实际情况和种种症状，立即建议他去药店买两盒"清暑益气丸"。他按照说明书，坚持服用了一个星期后，就觉得自己好像没那么怕热了，身体也逐渐恢复了健康状态。

	消暑益气茶
材料	西洋参5克，荷梗10克，西瓜翠衣干品10～20克。
做法	①将以上药物一起放入一个大茶杯中； ②在大茶杯中冲入800～1000毫升的沸水； ③加盖静置5分钟左右即可饮用。
用法	每天1剂，当天饮完。

对于那些在高温炎热天长期出门在外的人们来说，"清暑益气茶"不仅可以作为气津皆伤时的改善和治疗之用，也可以用它来预防保健，它对高温暑热引起的"上火"症十分有效，但也并非多多益善，因为这款茶里面的三种药食大多为寒性，一般连续服用3～5天为宜，最多不要超过一周。

功效细说

清暑益气丸中的葛根辛凉解表，清热祛湿，为君药；黄芪、人参益气健脾；麦冬、五味子、当归养阴生津，共为臣药；苍术，白术燥湿健脾；青皮、陈皮理气和中；黄柏清热燥湿；泽泻清热利湿；六神曲健脾消食；升麻发散暑邪；甘草益胃和中，清热解毒，调和诸药。诸药合

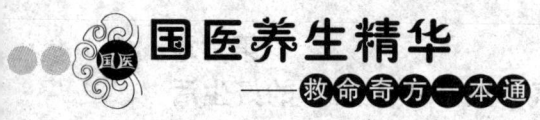

用，共奏祛暑利湿，补气生津之功。

从传统应用来看，清暑益气丸主要用于平素气虚，感受暑湿，脾湿不化；症见身热头痛，口渴自汗，四肢困倦，不思饮食，胸满身重，大便溏薄等症。近年来，随着临床研究的不断深入，发现它在临床上还有一些新用途。

治疗口腔溃疡。中医学认为，本病多因湿热蕴郁、循经上逆或火热上炎，犯于口唇所引起，治宜生津祛温。故用清暑益气丸立之，效果颇佳。用法：口服清暑益气丸，每次2丸，日服3次，温开水送下。5天为1个疗程。效果：用清暑益气丸治疗口腔溃疡患者61例，经用药2~3个疗程后，痊愈者（临床症状和体征消失，随访1年未见复发）6例，占9.8%；无效者（用药1个疗程后，症状及体片未见变化）2例，3.3%，总有效率为96.7%。

治疗冠心病（心前区疼痛）。患者应用本方治疗，经服药4天后，前区闷痛明显减轻，继服20余天，病告痊愈。

治疗慢性疲劳综合征。患者应用本方治疗慢性疲劳综合征，效果明显，经检查心电图正常，多项化验指标正常。笔者拟本方加仙鹤草、大枣，连服10余剂后，食欲大增，睡眠良好，神志旺盛，疾病消失。

宜忌事项

1. 饮食宜清淡，忌食辛辣油腻之品。
2. 小孩、孕妇慎用。
3. 服该药品时不宜同时服用藜芦、五灵脂、皂荚或其制剂；不宜喝茶和吃萝卜，以免影响药效。
4. 高血压、心脏病、肝病、糖尿病、肾病等慢性病严重者应在医生指导下服用。

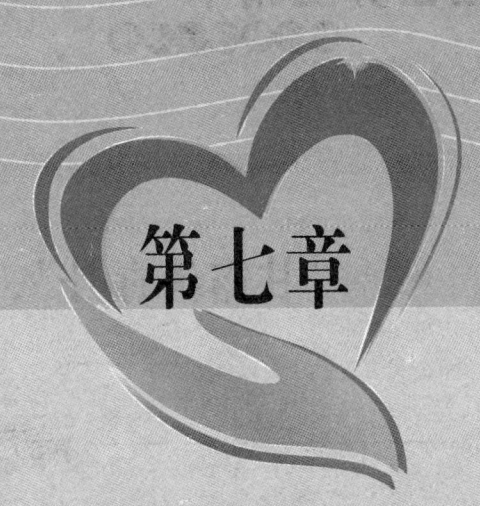

第七章

祛除湿热，才能不"湿邪"

湿热，是湿与热合邪所形成的一种不同于湿，也不同于热的致病因素。湿热之邪既可从外感受，也可由内而生。湿热，被人们称为"万病之源""健康杀手"。所以，祛除体内湿热，预防外界湿热的侵袭，是人们健康养身的关键。祛除湿热，才能不"湿邪"。当然，无论是"祛内热"，还是"防外邪"，都需要从自身做起。

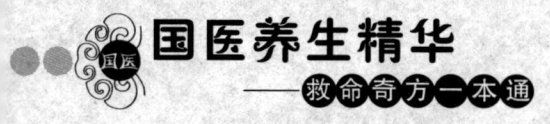

"甘露消毒丹"，清热毒，化湿邪

奇方也谈

- **来源**：清代名医叶天士的《医校秘传》。
- **成分**：由飞滑石、淡黄芩、绵茵陈、石菖蒲、川贝母、木通、藿香、连翘、白蔻仁、薄荷、射干11种药物组成。
- **性状**：本品为丸剂。
- **功效**：清热利湿，化浊解毒。适用于瘟疫、暑温、湿温、邪在气分、发热目黄、胸闷腹胀、肢酸咽肿、丹疹、颐肿口渴、泄泻、舌苔薄白或厚腻、舌心干焦等症。
- **用法**：开水调服，每次9克，每日2次。

有句古话叫："千寒易除，一湿难去。湿性黏浊，如油入面。"可见，湿是最容易渗透的。湿气的"湿"为夏月之主气，故长夏多湿病。外湿与季节气候环境有关，或久居雾露潮湿之地，或涉水淋雨，水上作业等均易感受湿邪。内湿是由于脾失健运，水液运化障碍，湿自内生，一般外湿引起肌表经络之病，内湿易引起脏腑之病。

湿邪侵犯人体，会出现腹部胀满、食欲不振、头重如裹、身体困乏等不良症状。现实生活中，很多人之所以会患上脂肪肝、哮喘、高血压、心脑血管等疾病，甚至恶性肿瘤，其实这些病都跟湿邪、痰湿有关

第七章
祛除湿热，才能不"湿邪"

系。而甘露消毒丹，就是一种治疗湿温时疫、邪在气分的方剂，具有清热解毒、利湿化浊之功效。

病例解析

张大爷今年70岁了，感觉身体哪儿都不舒服。在儿子的再三规劝下，张大爷终于答应跟随儿子去医院看病。据说，张大爷一开始只是感冒引起的咳嗽，症状是痰多，黏稠且带血，胸闷气短。西医诊断出，张大爷患了支气管扩张合并气管炎，在当地医院输液治疗了一个月后，发现病情并没有减轻。后来，在儿子的陪同下，张大爷才去一家中医院看病。医生再次诊断：除了上症外，观察张大爷的舌红苔腻厚，脉滑数，最后确诊为痰热壅肺，热盛伤阴，随后开了甘露消毒丹。一共开了5剂，并告诉他回去水煎服，每日3次。一周之后，张大爷发现自己的咳嗽大大减轻，痰也少了，胸闷气短的现象也没有了。又续服10剂之后，诸症消失。

绵茵陈蜜枣鲫鱼汤

材料	绵茵陈60克，蜜枣3个，薏米30克，鲫鱼1条，瘦肉50克，生姜3片。
做法	①绵茵陈洗净，用煲汤袋装好；蜜枣去核；薏米稍浸泡； ②鲫鱼宰洗净，煎至微黄，溅入少许热水； ③一起与瘦肉、姜下瓦煲，加入清水2000毫升（约8碗量），武火滚沸后改文火煲约1个小时，弃药袋，下盐便可。
用法	每天1剂，当天饮完。

绵茵陈，是广东民间十分熟悉的祛湿类中药，在春湿夏暑时常入药入汤。虽然它的价格十分便宜，且随处可见，但是在《神农本草经》中它就被列为祛湿上品。中医认为，它能清湿退热、利胆去黄，尤善治三焦湿热，以及黄疸、肝炎、小便不利、风痒疮疥等。以它配上清润甘甜的蜜枣煲鲫鱼，有清热祛湿、润燥解毒之功，为水湿暑热天时的家庭靓汤。

功效细说

甘露消毒丹方中重用飞滑石、绵茵陈、淡黄芩。其中的飞滑石利水渗湿，清热解暑，两擅其功；石菖蒲可开窍宁神、化湿和胃；淡黄芩可清热燥湿、泻火解毒；绵茵陈可清除湿热、利胆退黄；豆蔻可温中止呕、行气宽中；木通可清热利湿；川贝母可化痰止咳、清热散结；薄荷可疏散风热；射干可清热解毒、祛痰利咽；藿香可化湿、解暑、止呕；连翘可清热解毒、消痈散结。诸药配伍具有芳香化浊、清热利湿的功能，主治湿热蕴结、发热体倦、胸闷腹胀、黄疸、尿赤、舌苔厚腻等症。

目前，随着药物研究的不断深入，人们发现甘露消毒丹还有许多新的用途。

治疗甲型病毒性肝炎（热重于湿或湿重于热型）。热重于湿型的甲肝患者多表现为身目皆黄（其色橘黄）、口干口苦、恶心厌油、脘腹胀满、不思饮食、大便干燥、小便黄赤、舌质红、苔黄腻、脉弦大；湿重于热型甲肝患者多表现出身目皆黄（其色鲜明）、口黏或淡、恶心纳呆、胸脘痞满、疲乏无力、大便黏滞不爽、舌淡而润、苔白腻、脉弦滑。上述两种类型的甲肝患者在治疗时可用甘露消毒丸，每次服9克，

第七章 祛除湿热，才能不"湿邪"

每日服 3 次。热重于湿者可取鲜凤尾草 15 克煎水送服；湿重于热者可取鲜车前草 15 克煎水送服。

治疗感冒（夏秋暑湿型）。此种感冒患者多表现身热、汗出、恶风、头胀痛、咳嗽痰黄、口干咽痛、流涕、困倦、心烦口渴、舌苔黄腻、脉濡数，部分患者还可有腹痛、腹泻等症状。在治疗时患者可取鲜佩兰叶、鲜荷叶各 15 克，煎水送服甘露消毒丸，每次服 9 克，每日服 3 次。

治疗急性胆囊炎（肝胆湿热型）。患者多表现出右上腹部疼痛（疼痛可牵及背部）、口苦咽干、恶心呕吐、不思饮食、身目发黄、大便干结、尿少色黄、舌苔黄腻、脉弦滑或滑数。在治疗时患者可取山栀子 10 克煎水送服甘露消毒丸，每次服 10 克，每日服 3 次。

治疗皮肤湿疹（湿热浸淫型）。患者的体表可见红斑、斑丘疹、丘疱疹、水疱、糜烂、渗出等各种形态的皮疹，可先后出现或同时出现，皮疹处瘙痒剧烈，并伴有口干口苦、大便干结、小便赤黄、舌质红、苔黄腻、脉弦滑等症状。在治疗时，患者可取苍术 9 克、鲜车前草 30 克煎水送服甘露消毒丸，每次服 9 克，每日服 2 次。

治疗口舌疱疹（湿热浸淫型）。患者多表现出口腔黏膜溃烂、剧烈疼痛、流涎黏稠、口干不渴、便干溲赤、舌红苔黄、脉滑数。在治疗时患者可取生大黄 3 克煎水送服甘露消毒丸，每次服 6 克，每日服 1 次。

宜忌事项

1. 湿热并有阴虚津亏者宜慎用。
2. 服药期间，忌食生冷、油腻、辛辣之品。

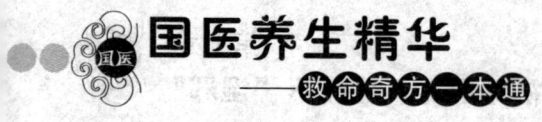

"木瓜丸",治风湿痹痛最管用

奇方也谈

● 来源:《太平惠民和剂局方》《太平圣惠方》。

● 成分:由木瓜、牛膝、当归、川芎、白芷、威灵仙、海风藤、制川乌、制草乌、狗脊、鸡血藤、人参12味药物组成。

● 性状:本品为糖衣浓缩丸,除去糖衣后显黄褐色至黑褐色,味酸、苦。

● 功效:祛风散寒,温经通络,通痹止痛,强壮筋骨。适用于老年肩臂、腰腿、足跟痛及痹症日久伤及正气和风寒湿邪所致四肢麻木、遍身疼痛、腰膝酸痛、足膝无力、行走艰难等症。

● 用法:口服,每次30丸,每日2次。

风湿,是指以肌肉、关节疼痛为主的一类疾病,是一种常见的伴随多症状的疑难性疾病。人体肌表经络遭到风、寒、湿、邪侵袭后,引起筋骨肌肉关节酸痛、麻木、伸屈不利或关节肿大等证,中医称之为痹。疼痛是风湿病患者的主要痛苦,如何才能有效缓解疼痛,是治疗风湿病的一项难题。

风湿痹痛,既包括老百姓平常所说的"风湿",还有医学上面严格定义的包含自身免疫性、遗传性、代谢性及退行性骨关节病等。风湿病

第七章
祛除湿热，才能不"湿邪"

属于一种慢性的免疫系统疾病，应该抓紧时间接受正规的治疗。而木瓜丸不仅能祛风散寒、温经通络、通痹止痛，而且还有强劲壮骨的功效。它还用于老年肩臂、腰腿、足跟痛及痹症日久伤及正气和风寒湿邪所致四肢麻木、遍身疼痛、腰膝酸痛、足膝无力、行走艰难等症，是一种功效优良的活血通络药物。

病例解析

吴大妈是一个老风湿病患者，多年来一直饱受关节麻痹和疼痛的折磨。其实，早在几年前，吴大妈就患有轻微的风湿关节痛，尤其是右膝关节最厉害，并有肿胀和轻微麻木。可是因为家庭条件不好，再加上没有正确认识风湿对身体的危害，所以才耽误了病情。也是从那时候开始，吴大妈每次觉得疼痛难忍时，就去开一些便宜的止痛药，或者从别人那里打听到一些偏方来治疗。但是这些年里，她的病情一直时好时坏。随着年龄越来越大，吴大妈的病情越来越严重了。近两年来，因为条件稍微好了一些，她的儿子经常带她去各地医院治疗，但是病情也没有得到太大改善。半年前，医生还建议做"关节置换"手术，吴大妈死活不同意。一来是怕花太多钱，二来大家也都担心她这么大年纪了，手术风险大，恢复起来也比较难。说来也巧，半年前的一个下午，吴大妈去遛弯，偶遇一个问路的年轻人，闲聊了几句后，才知道这个年轻人是个中医。那个年轻人看到吴大妈有点弯曲的腿，询问之后得知她得了风湿关节痛，最后建议吴大妈服用一段时间木瓜丸看看。没想到，她服药不到一个月，就感觉自己的膝关节没有之前那么痛了，走起路来也比之前有劲儿了。

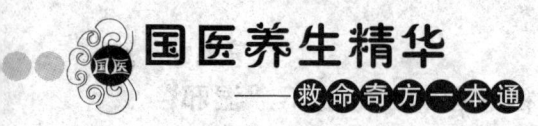

木瓜酒

材料	宣木瓜、炒牛膝各100克，川芎50克，白酒或黄酒500毫升。
做法	①宣木瓜、炒牛膝、川芎去尘除杂后放入大玻璃瓶中； ②倒入准备好的材料，搅拌一下，加盖密封； ③在常温下静置7天即可，天气寒冷的环境下可放置15天。
用法	每天倒取30~50毫升，分1~2次服用。

木瓜酒比起木瓜丸来说，虽然只有三味药材，但在治疗风湿麻痹、疼痛方面的功效优良。无论是作为辅助治疗，还是平时用来强筋骨、缓解风湿骨痛、麻痹症状，都是十分理想的选择。

功效细说

木瓜，素有"百益果王"之称。我们所说的木瓜有两大类，蔷薇科木瓜属植物木瓜与热带水果番木瓜。从用途上，木瓜也分为食用木瓜和药用木瓜。药用木瓜主要是宣木瓜，它与我们平常所见和所食的水果番木瓜、青木瓜不是同一种东西。宣木瓜性温、味酸，归肝经和脾经。不仅有舒筋活络、祛风湿痹、平肝和胃的功效，还具有舒筋络、活筋骨、降血压等作用，是一种功效优良的活血通络药物，也是治疗湿痹拘挛，腰膝关节酸重、疼痛，抽筋，水肿脚气等诸多病症的重要药材。

川芎辛温香燥，最善于走窜行散，是重要的活血行气、祛风止痛药材，可治疗头风头痛，也是风湿痹痛患者的良药。

牛膝性平，味甘、苦、酸，归肝经和肾经。《神农本草经》中指出，它具有"主寒湿痿痹，四肢拘挛，膝痛不可屈，逐血气，伤热火烂"的功效。历代医家也认为，牛膝，尤其是炒熟后使用补肝肾、强筋

第七章
祛除湿热，才能不"湿邪"

骨，治疗风湿引起的腰膝、关节骨痛、麻痹、四肢拘挛等多种症状。

海风藤、威灵仙助木瓜祛风通痹止痛；川乌、草乌除寒湿，温经止痛；白芷解表散寒，祛风止痛；狗脊补肝肾，强腰膝，坚筋骨；当归、鸡血藤补血活血；人参补气，用以固正。诸药相伍，共奏活络通痹，扶正祛邪之效。

宜忌事项

1. 忌生冷食物。
2. 孕妇不宜服用。

"连朴饮"，专治湿热霍乱

奇方也谈

● **来源**：清代医家王士雄的《霍乱论》。

● **成分**：由制厚朴、黄连、石菖蒲、制半夏、香豉、焦山栀、芦根7味药物组成。

● **性状**：为深色液体。

● **功效**：清热化湿、理气和中。适用于湿热霍乱、上吐下泻、胸脘痞闷、心烦躁扰、小便短赤、舌苔黄腻、脉滑数等症。

● **用法**：水煎，温服。

霍乱，是一种急性腹泻疾病，病发高峰期在夏季。临床上以起病急骤、剧烈泻吐、排泄大量米泔水样肠内容物、脱水、肌痉挛少尿和无尿为特征。严重者可因休克、尿毒症或酸中毒而死亡。在医疗水平低下和治疗措施不力的情况下，病死率甚高。

引起霍乱的原因有很多种，暑夏湿热严重，如果白天感受了热邪，夜间又受了寒气，致使体内郁热，外又受寒，阴阳失衡，就很容易引起急性腹泻。而此病的缘起本是饮食不洁或贪食酒浆生冷，致使体内湿热严重，中焦脾土运化失常，该升不升，当降不降，从而出现上吐下泻症状。

霍乱发病急骤，有挥霍撩乱之势，故命名为霍乱。其原因皆由内伤饮食，外感湿浊，致使脾胃升降失常所致。由于感邪有寒热之别，所以临床上有寒霍乱和热霍乱之分。而连朴饮具有清热祛湿、理气和中的显著功效。所以说，它是治疗湿热霍乱的常用方子，湿热蕴伏，清浊相干，胃失和降，脾失升清，故而上吐下泻，胸脘痞闷，心烦躁扰。

病例解析

一直以来，蒋先生都是一个十足的工作狂。夸张一点儿说，他视工作为命，仿佛事业永远比自己的命更重要。前段时间他刚从广州出差回到北京，感觉自己身体有点儿不舒服，但当时的他忙于工作，只是随便吃了一些药。坚持工作了一星期后，蒋先生被妻子送进了医院。医生问诊时，他主诉自己最近吐泻严重、脘腹痞闷、口中黏腻、不思饮食，甚至还有小便短赤的现象。进一步询问之后，医生又得知他除了以上症状外，偶尔还有发烧症状，即使出汗热也不减，同时睡眠质量也很差，还伴随头痛头晕。再看他舌质暗红，舌体胖大，边有齿痕，苔腻，脉象濡

第七章
祛除湿热，才能不"湿邪"

数。诊察完毕之后，医生就给他用了连朴饮。没过多久，蒋先生的吐泻症状就缓解了不少，他又恢复到了曾经的工作状态。

茵陈大枣汤

材料	茵陈45克，薏米100克，红枣6个，冰糖少许。
做法	①将茵陈洗干净之后放入砂锅中，再倒入清水； ②大火煮开后转成小火慢慢煎煮，然后去渣取汁，最后放入红枣和薏米； ③再倒入水，大火煮开后转成小火，慢慢熬煮至浓稠，最后放入冰糖搅拌均匀。
用法	每天1剂，当天饮完。

茵陈大枣汤，不仅能清利脾胃，还可以祛肝胆湿热，是一款特别好的健脾胃的汤肴。这款茵陈大枣汤主要是用红枣制作而成的。红枣是益气补血、健脾养胃、祛风的食物，还可以调节免疫力。而茵陈是非常好的保护肝脏的野菜，可以清热利湿、利胆退黄，具有非常高的药用价值。

功效细说

连朴饮，又名"王氏连朴饮"。本方中的黄连、制厚朴是君药。其中川黄连具有清热燥湿、厚肠止泻的功效；制厚朴具有行气化湿、消痞除闷的功效。芦根、制半夏、石菖蒲属于臣药，其中芦根取其味甘性寒，清热止呕除烦，清热和胃之功，石菖蒲芳香化湿，制半夏和胃燥湿，三者合用，可使湿去热清，气机调和。佐以栀子、豆豉（栀子豉

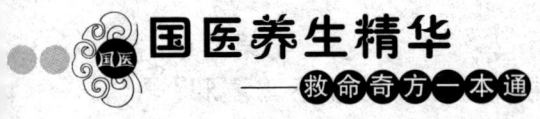

汤）清宣胸脘郁热，而除烦闷。诸药配伍，具有辛开苦泄，升清降浊之特点，使湿热一除，脾胃即和，则吐泻立止。连朴饮还适宜于以下病症。

功能性消化不良。功能性消化不良多表现为脘腹痞胀满闷，触之无形，按之隐痛或不痛，属祖国医学"痞满"范畴。其病因不一，多由饮食不节、脾胃虚弱、情志刺激等导致脾胃失和不能运化水湿，清阳不升，浊阴不降，其中有相当部分湿从阳化热，而为湿热中阻，脾胃升降失常。临床表现为脘腹部胀满，时或隐痛，纳食减少，口干口苦，嗳气、嘈杂，大便不爽等症，舌质淡红，苔多黄腻，脉滑。证属中焦湿热，阻滞气机，受纳运化无能。治宜清胃化湿，理气和胃，以连朴饮加减，处方：黄连、川朴、陈皮、半夏、连翘、芦根、炒二芽、大白、草蔻、炒卜子、栀子、甘草，全方共奏清胃化湿、理气和中之功，切中病机，每每获效。

顽固性口腔溃疡。口腔溃疡指口舌疮疡或溃烂的一种病证，局部灼痛，常反复发作，久久不愈，为临床常见病、多发病，现代医学多认为是核黄素缺乏所致。祖国医学认为其多由心脾积热、外感热邪或阴虚阳亢，或虚阳浮越而致，但临床也常可见到口疮而伴口干苦、舌苔黄腻、脉滑数之人，单以清热泻火之剂治疗效果不佳。此类辨证属湿热之邪，上炎于口所致。治以清胃化湿，以连朴饮加减，处方：黄连、川朴、山栀、芦根、连召、黄芩、六一散、白蔻仁、竹叶。随证加减，各药相伍，对顽固性口疮湿热证者疗效颇佳。

顽固性失眠。《张氏医通·不得卧》曰："脉数滑有力不眠者，中有宿食痰火，此为胃不和则卧不安也。"临床每遇顽固性失眠伴口苦、

第七章 祛除湿热，才能不"湿邪"

心烦、胸闷、恶心、嗳气、舌苔黄腻、脉象滑数者，辨证属痰热中阻、扰动心神所致，治以清热化痰、宁心安神之法，以连朴饮加减，处方：黄连、川朴、陈皮、半夏、竹茹、栀子、菊花、远志、云苓、酸枣仁、甘草。用于此证失眠，屡治屡验。

宜忌事项

1. 此乃湿热霍乱之主方。以吐泻烦闷，小便短赤，舌苔黄腻，脉滑数为证治要点。亦可用于湿温病而见身热心烦，胸闷呕恶，溲赤苔黄者。

2. 本方治证以呕吐为主，若腹泻较重者，宜加扁豆、薏苡仁以利湿止泻。

3. 适用于急性胃肠炎、肠伤寒、副伤寒等属湿热并重者。

湿热初起，就喝"三仁汤"

奇方也谈

● **来源**：清代温病学家吴鞠通的《温病条辨》。

● **成分**：由杏仁、飞滑石、白通草、白蔻仁、竹叶、厚朴、生薏仁、半夏8味药物组成。

● **性状**：本品为汤剂。

● **功效**：清热利湿，宜畅湿浊。适用于湿温初起、头痛恶寒、身重疼痛、舌白不渴、脉弦细而濡、面色淡黄、胸闷不饥、午后身热、状若阴虚、病难速已等症。

● **用法**：每日1剂，水煎，分3次服。

随着现代人生活水平的日益提高，饮食结构的不断改变，很多人都存在过食膏粱厚味的现象，使湿热极易由内而生。另外，空调、风扇的使用，让人在三伏天都很难痛痛快快出一身汗，这也是导致湿热发生的原因。从外在环境来看，全球气候变暖，也给湿热之邪内外勾结创造了一定的条件。

每年七、八、九这三个月，是一年中最热的季节，也是湿热的多发季节。此时，暑热灼人，雨湿偏重，热蒸湿动，人体脾胃居于中焦，脾喜燥恶湿，湿盛之季脾胃功能呆滞。如果你过于贪凉饮凉，久卧湿地，就会导致外感湿热、内伤脾胃，从而形成外湿郁遏卫表，内湿停滞伤脾的病理机制。也正如清代温病学家薛生白所说："太阴（脾）内伤，湿饮停聚，客邪再至，内外相引，故病湿热。"而三仁汤便是为此而设。因此，在夏、秋两湿较盛季节最易罹患温热病，三仁汤也正是用武之时。

病例解析

范太太的身子骨一直很硬朗，但是最近她却莫名其妙成为了一位高热患者。其实在两周以前，范太太就出现了发热的现象。家里人以为她只是感冒发烧，陪她在医院连续输了9天抗生素，发热得到控制后才离开医院。但是，范太太还是觉得浑身不舒服，但自己也实在说不清到底

第七章
祛除湿热，才能不"湿邪"

是怎么个不舒服法。在亲戚们的介绍下，范太太家里人决定带她去看中医，希望通过中医来调理和改善范太太的身体情况。范太太自述，她近期总觉得周身困乏、痰黏胸闷、晨起口苦、咽喉不利、鼻塞涕浊、胃纳不佳、脘腹痞闷、大便不爽。医生又观察到她舌淡、苔白腻、脉濡，进一步诊断出她这是湿热困阻、气机不畅，以清化湿热、宣通气机为治疗原则，处方三仁汤加减。服药1剂后，范太太就觉得身体清爽、鼻通咽利，并且纳食转佳，二便也恢复正常了。

豆蔻甜薏苡仁汤

材料	白豆蔻10克，薏苡仁30克，甜杏仁26克，冰糖适量。
做法	①先将薏苡仁洗净浸泡1小时，再将杏仁及白豆蔻冲洗后放入锅中； ②加适量水用大火煮开，转小火熬煮至薏苡仁熟透即可关火； ③最后加入适量冰糖调味。
用法	每天1剂，当天饮完。

"三仁"都是药食同源之品，杏仁和生薏苡仁，是我们非常熟悉的食品。白蔻仁其实就是我们平时炖肉用的香料白豆蔻。豆蔻甜薏苡仁汤对于身体倦怠、尿少色黄、下肢容易水肿、皮肤过敏、起疹子等都有改善的效果，还可以美白肌肤、缓解水肿性的肥胖。

功效细说

三仁汤方用杏仁宣通上焦肺气，使气化有助于湿化；白蔻仁开发中焦湿滞，化浊宣中；生薏仁益脾渗湿，使湿热从下而去。三药为主，故名"三仁汤"。三药合用，可以起到宣上、畅中、渗下之效。并辅以半夏、厚朴除湿消痞，行气散满；通草、滑石、竹叶清利湿热。诸药合用，共奏清热利湿、宣畅气机之功，三焦宣畅，湿热自去，所以此方是宣气化湿的代表方子。

三仁汤的主要功效是清利三焦湿热、宣畅三焦气机。主治湿温初起及暑温夹湿，湿遏卫表，湿重于热引起的一些病症，表现为头痛，恶寒少汗，身重疼痛，面色淡黄，胸闷不饥，午后身热，头重如裹，舌苔白腻，脉弦细而濡等症。三仁汤主要用于治疗湿温病，但在长期临床实践中，发现该方对以下疾病也疗效甚佳。

急性黄疸型肝炎。辨证属湿重于热者，方用三仁汤化裁，药用杏仁、法半夏、藿香、连翘各15克，白豆蔻、厚朴、黄芩各10克，薏苡仁、茵陈各30克，通草、淡竹叶各6克，滑石18克，车前子12克，水煎服。

慢性肺源性心脏病。方用三仁汤加减治疗，药用杏仁、竹叶各12克，白豆蔻8克，薏苡仁、滑石、芦根各30克，厚朴、通草、藿香各9克，法半夏、枳实各10克，黄芪24克。每日1剂，水煎服，12剂为1疗程。

流行性感冒。属湿温范畴的，出现头痛恶寒，身重疼痛，口淡不渴，面色淡黄，胸闷不饥，午后身热，脉弦细而濡等症状时，可用三仁汤治疗。

有报道，用三仁汤加减治疗肾盂肾炎，患者均有不同程度尿蛋白、脓细胞、中段尿培养阳性，经用本方加连翘、茯苓治疗效果满意。根据病情，热重加柴胡、黄芩；尿道痛加车前子、琥珀、黄柏；腰痛甚加木瓜、杜仲；尿中细菌难消失加马齿苋、金钱草、连翘、苦参。

第七章 祛除湿热，才能不"湿邪"

此外，用三仁汤治疗肠伤寒、尿路感染属三焦湿困型以及夏秋季节湿郁三焦而致的顽固难愈的发热病人，均能收到立竿见影的效果。

宜忌事项

1. 舌苔黄腻，热重于湿者则不宜使用。

"平胃散"，燥湿运脾效果好

奇方也谈

● **来源**：宋代太平惠民合剂局的《太平惠民和剂局方》。

● **成分**：由生姜、苍术、厚朴、陈皮、炙甘草、大枣6味药物组成。

● **性状**：本品为散剂。

● **功效**：燥湿运脾，行气和胃。适用于脘腹胀满，不思饮食，呕吐恶心，嗳气吞酸，肢体沉重，怠惰嗜卧，常多自利，舌苔白腻而厚，脉缓等症。

● **用法**：水煎服，每次6克。

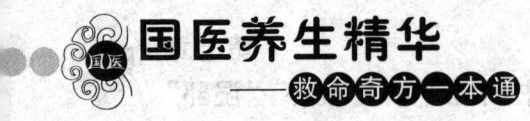

中医认为,"脾虚则便溏"。原本应该以五谷杂粮为食的人类,现在却以厚油、肉食为主,甚至还有一些人无肉不欢。长期这样下去,伤害的是脾胃。因为脾是运化水湿的,脾受到伤害,水湿自然不能完全运化,而是堆积在人的身体之内。所以说,大便不成形,就意味着脾虚,同时也意味着体内有湿气。

要祛除湿气,除了要改变不良的生活习惯之外,还需要通过药物来进行调理。中医有很多祛湿的方子,比如医圣张仲景在《伤寒论》里面就出了苓桂术甘汤、真武汤、五苓散等,在水湿停留在身体不同部位的时候,可以用到这些方子。后世,在宋代的《太平惠民合剂局方》里面,平胃散就是一个祛湿良方。不仅如此,它还被人们誉为"治脾圣药"。

平胃散主要适用于为由痰湿留滞、困遏脾胃、感受山岚瘴气或水土不服所致的脾胃不和,对消化不良、慢性胃炎、溃疡病以及胃肠神经官能症等均有一定效果。在临床中应用颇多,是脾胃病的常用药物,但是并不局限于此。

病例解析

前段时间,小辰从上海出差回来,整个人看起来疲惫不堪。公司老总询问他身体状况,他说自己好像有点水土不服。在上海呆了一个月,就腹泻了一个多月。在此期间,也去西药店买了不少药,但都无济于事,每天还是要泻几次。但奇怪的是,每次腹泻,他都没觉得痛苦,反而有点舒服的感觉。可是,不方便的是他总是不敢去太远的地方,因为他担心万一走到半道想上厕所,那就有点尴尬了。

所以,在上海的那段日子,小辰真是煎熬过来的。每天即使肚子再

第七章
祛除湿热，才能不"湿邪"

饿，他都不敢多吃一些，就怕稍微吃多点就会腹泻。遇到阴雨天气，他又担心着凉了也会腹泻。出差一个月，小辰已经瘦了一大圈儿，他担心自己这样腹泻下去，身体肯定会虚脱。于是就去看中医，从小辰的自述来看，医生告诉他可能是寒热错杂导致的腹泻。但是，医生又细心观察看一番，发现小辰的肚子较大，面色苍白。医生又看了看他的舌头，非常明显的脾虚湿盛的舌像。医生最后判断，他是因为脾虚导致的脾土无力控制水湿，水湿则更加加重了脾虚，脾无力运化水饮，因此导致了腹泻。于是，医生立即给他开了一种叫平胃丸的中成药，让他试着服用两天。结果，第二天小辰的腹泻次数就减少了。后来又服用了几天后，持续了一个多月的腹泻居然彻底好了。小辰忍不住在心里感慨，"中药可真神奇"。

	苍术粥
材料	苍术10克，大米100克，白糖少许。
做法	①将苍术择净放入锅中，加入适量清水，水煎取汁； ②加大米煮粥，待粥熟时调入白糖，再煮一二沸即成。
用法	每天1剂，代餐食。

苍术粥有燥湿健脾、祛风除湿之功效，适用于湿阻中焦所致的脘腹胀满、食欲不振、恶心呕吐、倦怠乏力、风湿寒痹、脚膝肿痛、痿软无力等。但是，阴虚内热、气虚多汗的人则不宜选用此粥。

功效细说

中医认为，平胃散具有燥湿祛痰、行气健脾的功效。《本草纲目》

言其"主治脾湿下流，浊沥带下，滑泻肠风"。平胃散方中的苍术苦辛温燥，最善燥湿健脾，故重用为君药。厚朴苦温芳香，行气散满，助苍术除湿运脾，是为臣药。陈皮理气化滞，合厚朴以复脾胃之升降；甘草、姜、枣调补脾胃，和中气以助运化，都是佐使。诸药相配，共奏燥湿运脾，行气和胃之功。

平胃散主要有健胃助消化、抗溃疡、抗炎、抗病原微生物等功效，具体分析如下：

健胃助消化。本方中生姜、陈皮、苍术、厚朴含芳香性挥发油和姜辣素，且后三味药辛、苦，口服对胃肠黏膜有温和的刺激作用，促进消化液分泌，增加胃肠运动，并抑制肠内异常发酵，从而增强消化机能，排除肠内积气，而达健胃、助消化之效。

抗溃疡。方中甘草、陈皮、厚朴对多种实验性溃疡模型有明显抑制作用。

抗炎。方中生姜、陈皮、甘草对不同的炎症模型均有较明显抑制作用。

抗病原微生物。平胃散中除大枣外，其余5味药均有不同程度抗病原微生物作用。

另外，这个方子的主要作用部位在脾胃。如果是水湿引起了脾胃的功能异常，呈现胸腹胀满、口淡食少、腹泻、舌苔白厚而腻主症的，都可以用它来进行治疗。后世，还有许多健胃方剂，都是在此方的基础上加味而来的。比如著名的不换金正气散也是出自局方，就是这个平胃散加上藿香、半夏而来的。

第七章 祛除湿热，才能不"湿邪"

> **宜忌事项**
>
> 1. 脾虚无湿或阴虚之人，忌用。
> 2. 孕妇不宜服用。
> 3. 症见舌红少苔，口苦而渴，或脉数者，忌用。

"防己黄芪汤"，专治风湿热痹

奇方也谈

- **来源**：东汉医圣张仲景的《金匮要略》。
- **成分**：由防己、黄芪、白术、甘草、生姜、大枣6味药物组成。
- **性状**：本品为汤剂。
- **功效**：益气祛风，健脾利水。适用于汗出恶风、身重浮肿、关节烦疼、小便不利、舌淡苔白、脉浮等症。
- **用法**：每服15克。

风湿热痹，是由风痹、湿痹、热痹共同作用而成的。风痹又叫行痹，以窜痛为主；湿痹主要是局部酸沉痛；热痹主要表现为关节红肿疼痛。可见，风湿痹热是感受风湿热邪，以游走性关节疼痛，可涉及一个或多个关节，活动不便，局部灼热红肿，痛不可触，得冷则舒，表现出皮下结节或红癍，常伴发热、恶风、汗出、口渴、烦躁不安，舌红，苔黄或黄腻，脉滑数或浮数为主要表现的痹病。而防己黄芪汤就是治疗此类风湿痹病的经典药方。

防己黄芪汤，是中医方剂名，具有益气祛风、健脾利水之功效。主治表虚不固之风水或风湿证。汗出恶风，身重微肿，或肢节疼痛，小便不利，舌淡苔白，脉浮。在临床上，它被常用于治疗慢性肾小球肾炎、心源性水肿、风湿性关节炎等属风水、风湿而兼表虚证者。所以说，防己黄芪汤是治疗风湿痹病的常用方剂。

病例解析

王大爷是一个幽默又乐观的人，一直以来都有一颗童心。只要有他在的地方，总是有一群小朋友在围着他转，围着他玩儿。小朋友们玩老鹰捉小鸡的游戏时，他就扮演老鹰的角色；小朋友玩丢手绢的游戏时，他就负责监督小朋友们表演节目……反正在他们镇子上，他是出了名的"老顽童"。然而谁也不曾知道，这位外表看起来身子骨明明很好的王大爷，居然患类风湿性关节炎长达10多年。

近半年来，王大爷外出的机会开始变得越来越少，小朋友堆中也很少看见他的身影了。原来，在这半年里，王大爷的身体似乎大不如从前了，他开始觉得四肢关节酸痛难忍，上下楼有点困难了。后来，王大爷在家里人的陪同下去看中医。医生看到他苔白腻，脉濡缓，认为他的这些症状属营卫不固，寒湿痹阻经络。随后，医生为他推荐了防己黄芪汤。具体处方如下：木防己10克，黄芪15克，白术10克，甘草4克，生姜6克，大枣、桂枝、白芍、牛膝各10克，威灵仙15克。连续服用了4剂后，王大爷的关节酸痛就有所减轻。服用8剂后，王大爷的腿痛症状就已经彻底好了。从那以后，他们镇子里又可以看见这个老顽童了。

第七章
祛除湿热，才能不"湿邪"

黄芪马齿苋汤

材料	防己、黄芪各10克，马齿苋适量。
做法	①将防己和黄芪先水煎后取汁备用； ②马齿苋洗净后，与药汁一同倒入锅内，如果药汁太少的话，再加入适量清水； ③大火煮沸后，转小火继续煮10~15分钟即可。
用法	每天1剂，当天喝完。

黄芪马齿苋汤虽然只有防己、黄芪、马齿苋这三味药物，但是同样可以起到杀菌治痢、祛风湿热的功效，可以专门用作辅助治疗风湿麻痹。

功效细说

在张仲景的《金匮要略》中说："风湿脉浮身重，汗出恶风者，防己黄芪汤主之。"所以，防己黄芪汤主要用来治疗湿邪在表，而表虚所现的"风湿脉浮、身重，汗出恶风者。"风湿在表，理当发汗而解，然而未用汗法而汗自出恶风者，是为邪未解而表已虚，若复发汗则会使卫阳更虚，湿邪更为难除。所以，用黄芪固表，防己泄湿，二者合用化气行水；白术、甘草健脾渗湿；生姜、大枣调和营卫。诸药合之共奏健脾、补气、利水、消肿之功，使湿去卫复表固。

另外，防己黄芪汤方运用于临床，经加减化裁，可以治疗一些湿邪内停，伴有气虚的病证，如慢性肾炎，肾病综合征的水肿，妇人带下，风湿疼痛等偏于气虚者。具体分析如下。

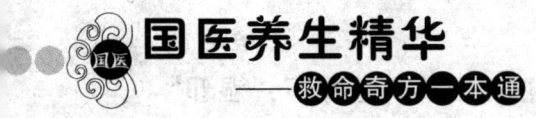

水肿（慢性肾炎及肾病综合征）。属于肾脏的慢性病变者，病程迁延，病情复杂，常反复发作。根据其临床表现可以分为气虚型和阳虚型。气虚者补气，阳虚者助阳。因本方具有补气固表利水的作用，故用来治疗气虚型者，效果良好。气虚水肿，主要症状为浮肿明显、面色（白光）白、身重汗出恶风、体倦乏力、纳呆、舌淡、苔白等证。

带下。妇女有寒热、盛实之分，但多以湿邪为患，运用本方加减治疗效果良好。

湿热带下。湿热带下是为水湿内停，久而化热，湿与热合，壅结于里。证见带下稠黏，黄白相兼，有腥臭味，尿赤，苔黄腻，脉数。有时伴有下肢浮肿。治疗可以选用防己黄芪汤加知母、茯苓、白术等药，清热燥湿，滋阴。

寒湿带下。平素体质虚弱，尤其是阳虚不能化湿，致湿邪内停。证见带下清稀不臭，状如蛋清，下肢浮肿，自汗，恶风，手足不温，脉迟无力等。治以防己黄芪汤加桂枝、茯苓、白术补气通阳利湿扶正。

湿痹。由于平素体质虚弱，加之久卧湿地或冒雨涉水，湿邪内浸，郁于肌腠，阻滞经络气血的运行，则现肌体疼痛，怕冷恶风，下肢浮肿，小便不利，舌淡、苔白腻。治以防己黄芪汤渗湿固表，效果良好。

宜忌事项 ＊＊＊＊＊＊＊＊＊＊＊＊＊＊＊＊＊＊＊＊＊＊

1. 若水湿壅盛，汗不出者，虽有脉浮恶风，亦非本方所宜。

2. 风邪在表，自当解外，外不解则邪不去，而湿不消；欲解其外，卫又不固时，不可过发其汗，且须益气固表。

第七章 祛除湿热，才能不"湿邪"

"五苓散"，专治小便不利

奇方也谈

- **来源**：东汉时期医圣张仲景的《伤寒论》。
- **成分**：由猪苓、茯苓、泽泻、白术、桂枝5味药物组成。
- **性状**：本品为散剂。
- **功效**：温阳化气，利湿行水。适用于膀胱化气不利、水湿内聚引起的小便不利、水肿腹胀、呕逆泄泻、渴不思饮等症。
- **用法**：温水送服，每次3克，每日3次。

中医认为，小便不利是指排尿困难、尿量减少、甚则小便闭塞不通的症状，多见于水肿、癃闭、淋浊等病，此外还有外感热病、热盛伤津等均可导致小便不利。小便不利的病位主要在膀胱，与肺、脾、肾三脏关系密切。膀胱气化不利；肺气不能通调水道下输膀胱；脾气不运，水湿不行；肾气亏虚，命门火衰，三焦决渎失职等，均是小便不利的病因。

小便不利，多有虚实寒热的区分，有小便次数的多寡、尿量的多少以及排尿困难与否的区别。不过，凡是小便排出异常，或频数，或尿少，或排尿困难等，均属于小便不利的范畴。不过虽然症状各异，但是病因均为膀胱气化不利，即上面所说的脾虚不健运，最终还是要归结到膀胱运化不利。因此，用五苓散最为适宜。

五苓散，有利水渗湿、温阳化气的功效，也是治疗足太阳膀胱经蓄水证、小便不利的主方。它是古代水逆病的专方，经典的通阳利水剂，适用以口渴、吐水、腹泻、汗出而小便不利为特征的疾病。

病例解析

阿俊从新疆当兵复员后，回到了自己的家乡，在一家超市当保安。一般来说，作为一名兵哥哥，身体一向不会出现什么大问题，毕竟他是经过一番艰苦锻炼过的人。这些年来，阿俊也是抱着这种心理度过每一天的，而且他的身体的确没有出现过任何问题，这便让他更加坚信自己的身体很健康。然而，前不久，阿俊就觉得身体有一些不舒服。一开始的时候，他没放在心上，总觉得自己是劳累过度。当他把自己的症状告诉他的同事们时，他们都建议阿俊提早去看医生。无奈之下，阿俊只好听劝去看医生。见到医生后，他自述自己最近小便量少不爽利，浑浊且短赤灼热。每天他都觉得口渴，但又没有喝水的欲望，口黏苦，大便也不顺畅，实在太难受了。医生又观察他的舌头，发现他的舌质淡，苔白腻，而且脉象沉数。同时，经过询问还得知他除了以上症状，还伴有小腹胀满、神疲乏力、食欲不振等现象。在交谈中，医生又发现他少气懒言。最终确诊他是因为脾失健运且体内湿热现象严重，最终导致的小便不利。之后，医生就给他开了经典药方五苓散。按照叮嘱用过药后，不到一星期，阿俊小便不利的情况就有所好转了。

第七章
祛除湿热，才能不"湿邪"

海带绿豆粥

材料	海带、绿豆各15克，甜杏仁9克，玫瑰花6克，红糖适量。
做法	①先将玫瑰花用布包好，与洗净的海带、绿豆、甜杏仁一同入锅； ②加水适量，煮汤至熟，去玫瑰花，加入红糖调味即成。
用法	每日1次，连续服用20～30天。

海带绿豆粥可以消痰、利水、清热除烦、利小便、解毒等。海带具有消痰平喘、排毒通便的功效，而绿豆又有非常好的解毒功效。所以，经常煮绿豆粥喝，可以帮助补充身体所需的钾元素，帮助止渴利尿、清热祛暑。用这两种食材煮粥，是非常好的活血化淤、软坚消痰的食物。

功效细说

五苓散方中的茯苓、猪苓味甘淡，能淡渗利尿，是利水除湿的要药；泽泻味甘，性寒，具有渗湿清热的作用，是利水的第一佳品；白术味甘性温，具有补脾燥湿的作用，可以助津四布；桂枝味辛性温，具有通阳化气、宣导疏利的作用，可以使表里的邪气得以疏解。将这几味药物共制成五苓散，可以帮助脾的转输，并且十分有利于体内水液的输布。

在中医临床上，五苓散还主要用于治疗以下疾病。

水逆证。临床症见烦渴欲饮，饮入即吐，少腹胀满，小便不利，苔白，脉濡。

小便不利。此因水湿内停,膀胱气化失常所致小便不利,少腹胀满,或短气而咳,肢体水肿,舌苔白,脉濡。

水肿。湿邪困脾,脾失健运,水湿泛滥于肌表而见肢体水肿,身重,小便不利,舌苔白腻,脉沉濡。

痰饮。水湿内蓄于下,挟气上攻而出现脐下悸动,头眩,吐涎沫,短气而咳,小便不利,舌苔白腻,脉濡。

泄泻。脾为湿困,清气不升,浊气不降而致,症见泄泻如水或稀薄,呕吐,身重,体倦,或兼烦渴,小便不利,舌苔白腻,脉沉缓。

宜忌事项 ****************************

1. 入汤剂不宜久煎。
2. 湿热者忌用,且本方不宜常服。

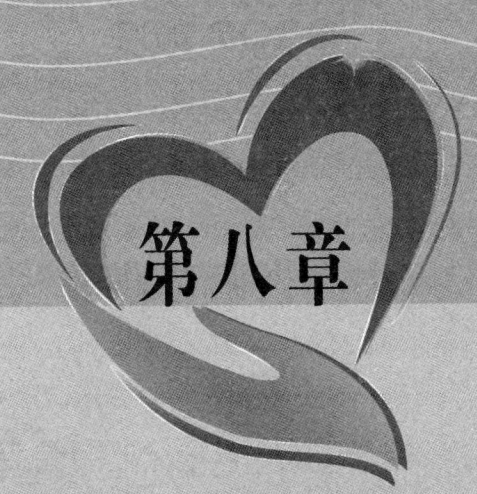

第八章

妇科调理，健康让女人更幸福

现如今，各种压力与日俱增，身体健康每况愈下，越来越多的女人被妇科病所困扰。可以说，妇科病已成为了危害女人健康的"头号杀手"，几乎所有的女人都或多或少存在一些妇科病。不仅如此，妇科病还是很多高危疾病的导火索，对于女人来说，一定要时刻关注妇科问题。

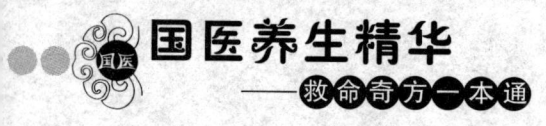

"当归芍药散",让痛经的女人好起来

奇方也谈

- **来源**：《金匮要略》卷下。
- **成分**：由当归、川芎、芍药、茯苓、白术、泽泻6味药物组成。
- **性状**：本品为散剂。
- **功效**：妇人妊娠,肝郁气滞,脾虚湿胜,腹中疠痛。适用于妇女功能性水肿、慢性盆腔炎、功能性子宫出血、痛经、妊娠阑尾炎,以及慢性肾炎、肝硬化腹水、脾功能亢进等属脾虚肝郁者。
- **用法**：温酒送下,每服6克,每日3次。

对于女性来说,月经正常来潮有着重大意义,因为月经是女性生理正常及身体健康的一项重要指标。但是,对于每个月的那几天,大多数女性朋友们都是怀着一种又爱又恨的复杂情绪。因为有一种月经病叫"痛经"。那么,什么是痛经呢?

痛经,指的是行经前后或经期出现下腹及腰骶部疼痛,甚至腹痛剧烈,面色苍白,手足冰冷,甚至昏厥,被称作"痛经",也叫"行经腹痛"。多数痛经出现在月经时,部分人发生在月经前几天,月经来潮后腹痛加重,月经后一切正常。痛经多会持续1~2天,通常经血畅通之

第八章
妇科调理，健康让女人更幸福

后，腹痛就能得到缓解。痛经是女性月经期间的常见症状，和自身体质、气温、饮食等因素都有关系。

痛经主要分为原发性痛经和继发性痛经两种。原发性痛经是指从有月经开始就发生的腹痛；继发性痛经则是指行经数年或十几年才出现的经期腹痛，两种痛经的原因不同。原发性痛经的原因为子宫口狭小、子宫发育不良或经血中带有大片的子宫内膜。继发性痛经的原因，多数是疾病造成的，其病机有气滞血淤、寒湿凝滞、气血虚弱、肝肾亏损等。

虚证痛经属于功能性者为常见，中药之治愈率较高；实证痛经多有器质性改变，如子宫过于前屈或后倾、子宫颈管狭窄等，中药治疗之显著有效率相对较低。而治疗女性痛经的基本方就是当归芍药散，它绝对称得上是一剂良方。

病例解析

蕾蕾今年 16 岁，现在是一名高二的学生。上个月，她因"痛经 3 年"去医院就诊。蕾蕾 13 岁月经来潮，周期、经期、经量基本正常，但是唯一让她痛苦的是，每次月经来时她都会觉得疼痛难忍，每次疼痛 2 至 3 天。最初的时候她以为正常，也没有进行治疗。2 年前，通过西医治疗，她的痛经没有明显好转。1 年前，经中医诊疗，还是没有明显好转。蕾蕾偏瘦体型，素爱冷饮，经期少腹疼痛，偶有剧痛，月经伴有少量血块，经期有畏寒、苔白、脉细沉等症状。经医生诊断，她这是痛经，证属寒凝胞宫。于是，给她开了当归芍药散，告诉她水煎服，每日 1 剂，连服 2 周再看情况用药。一个月后，她又去复诊，自述服用了 2 周当归芍药散后停药，第二个月月经来时，少腹疼痛明显比以往减轻，

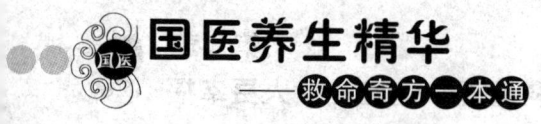

还有隐痛，但是完全可以承受，血块也明显减少。医生看到她舌红苔薄白，脉细数，又给她开了10剂当归芍药散，待服用完后再进一步观察效果。三个月以后，她再次复诊，一切症状消失，月经按时而至。1年过去了，蕾蕾的痛经再没有复发过。

山楂当归汤

材料	山楂3克，当归片15克，红糖50毫升。
做法	①水煎2次，每次用水300毫升； ②两次混合，去渣，下红糖，继续煎至糖溶。
用法	分2次服，连服7天。

山楂当归汤，适用于气滞血瘀、寒湿凝滞型痛经、月经量少、色暗紫或有淤块等症。山楂配当归，是治疗妇科病的好药对。山楂味酸、甘，性温，具有消食化积、活血散瘀、健脾开胃等功效。当归味甘、辛，性温，具有补血活血、润肠通便、温筋止痛等功效。因此，用山楂配当归作为药对治一些妇科病，比如治痛经，疗效满意。

功效细说

当归芍药散中的芍药能敛肝止痛；白术、茯苓能健脾益气；合泽泻淡渗利湿；当归、川芎调肝养血，共奏调肝脾、理气血、利水湿之效。上述中药材配伍，即可调肝脾两脏，补虚渗湿，治疗肝脾不和导致的女性痛经。脾蕴湿困导致的妇科疾病，均能通过此方的加减化裁治，并且疗效显著。后世医家在临床应用过程中，不断扩展其范围，广泛应用于妇科、内科、外科、男科等多种疾病的治疗，现综述如下。

第八章
妇科调理,健康让女人更幸福

妇科疾病。当归芍药散是《金匮要略》中治疗妇人腹痛的经典方剂,具有调肝养血、健脾利湿之效,因此被广泛用于治疗妇科及胎产疾病。在妇科杂病中,凡不孕者,只要见经期小腹痛而经量少,带下量多几症,以血虚湿阻论治,获效多验。另有用当归芍药散加益母草、香附、玫瑰花、淮山药治愈肝气郁结,气机不利,脾不生精,以致冲任失调的不孕症等。可见,当归芍药散对妇科腹痛、炎症、月经病、内分泌失调的病症均有良效。

肾病。肾病综合征是一组以大量蛋白尿、低蛋白血症、水肿、高脂血症为特点的综合征,其肾组织的病理改变多为增生性变化,基底膜增厚、组织纤维化以及瘢痕形成等,尿中纤维蛋白降解产物增多。

水肿。特发性水肿,多见于40岁以上,月经不调及更年期妇女,是一种水盐代谢紊乱综合征,其发病机理可能与内分泌失调及直立体位反应异常有关。

肝硬化腹水。肝硬化腹水,其病位在肝,以肝经郁滞为主要病机,肝气郁结,横逆犯脾,使脾失健运,故致输津不利、气滞湿阻,形成臌胀。当归芍药散条达肝气、健运脾气,使气机调畅、水湿消散,从而取得良好的疗效。

肠炎。当归芍药散能改善经络气血运行,养血健脾,以本方加减治疗51例溃疡性结肠炎患者,结果临床治愈29例,好转18例,无效4例,总有效率为92.2%。比如有人在本方中加元胡、川楝子、车前子、枳壳、黄连、木香治疗证属肝郁脾虚、瘀阻肠络之结肠炎。

神经系统疾病。当归芍药散加全蝎、半夏、益母草、天麻、细辛,治疗血管神经性头痛。比如张某以当归芍药散加黄芪、柴胡、川芎、泽

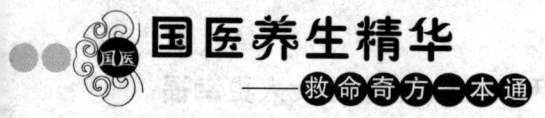

泻治疗头痛。

乳腺疾病。当归芍药散疏肝解郁、缓急止痛，酌加软坚散结或通络利水之药，对于乳腺疾病疗效显著。

男科疾病。当归芍药散除了在妇科病中功效显著外，在一些男性疾病中同样有良效。当归芍药散加茴香、吴茱萸、川楝子、荔核、橘核，治疗肝郁脾虚、气滞寒凝的睾丸炎获良效。比如耿某以当归芍药散合益母草、皂角刺为基本方，用以治疗前列腺增生症。

宜忌事项

1. 本方只要见肝虚血滞、脾弱湿恋者均可用之，本方与当归芍药汤组方、功效不同，应加以注意。

2. 本方为散剂，水煎则失去挥发性成分。

调经止痛，就用"四物合剂"

奇方也谈

● **来源**：宋代太平惠民合剂局的《太平惠民和剂局方》。

● **成分**：由当归、白芍（酒炒）、川芎、熟地4味药物组成。

● **性状**：本品为棕红色至棕褐色的液体，气芳香，味微苦。

● **功效**：补血活血，调经止痛。适用于女性气滞血瘀、寒湿凝滞

第八章
妇科调理，健康让女人更幸福

以及血虚所致的面色萎黄、头晕眼花、心悸气短及月经不调等症。

● **用法：** 口服，每次10～15毫升，每日3次，用时摇匀。

每个月的那几天，都是女性颇为烦恼的日子。有规律、无疼痛地过了那几天还算好，如果碰到不按规律"办事"的时候，就够女性朋友们烦的了。可以说，在经期里，女人最大的不适就是月经失调。

月经失调，也称月经不调，是一种常见妇科疾病，主要表现为月经周期或出血量的异常，可伴月经前、经期时的腹痛及全身症状，月经失调的根本原因是血虚、肾虚、血寒、内分泌失调。许多女性发生月经失调后，只是从子宫发育不全、急慢性盆腔炎、子宫肌瘤等妇科疾病去考虑，而忽视了生活因素。殊不知，许多不良习惯因素也可能导致月经失调。如此反反复复，久而久之就会引起贫血，以及各种其他症状，比如头昏、耳鸣、记忆力减退、疲乏、心悸、气短、食欲不振等。由此看来，"调经"对于女性而言至关重要。在这时候，女性朋友们就可以选用"四物合剂""四物片""四物颗粒""四物胶囊"这些滋阴清热、养血调经的药物。

四物合剂，是妇科千古名方"四物汤"的升级剂型。"四物汤"已有近千年的历史，而且一直被历代医家所广泛应用，或是作为加减的基础方，用于治疗女性经少、经期错后、月经颜色不正常、痛经，甚至是闭经这类月经失调的病症。

病例解析

小倩一直月经不调，经常几个月都不来。一年中，她最多来五六次月经。她把自己的情况告诉妈妈后,妈妈担心女儿的身体会出大问题,就立即带她去看村子里所谓的"中医"。那个医生给她开了调理月经的中药,这一吃就是两年。在吃药的这两年里,小倩的情况可以说是时好时坏。每天如果坚持吃药,就感觉好点儿,一段时日不吃,就感觉依然是老样子。吃到后来,妈妈倒是不怕麻烦坚持给她煎药,可是小倩实在是闻不了那个中药味儿了。有一次,在和同桌的一次闲聊中,小倩得知同桌的妈妈是一名中医院的医生,立即请求帮忙。见到同桌的妈妈后,小倩自说自己月经很不正常,不仅次数少,而且来的时候月经量也少,最少的时候只有2天,而且还会腰痛。同桌妈妈听完小倩自述,又观察了下她的面色,便推荐她吃四物合剂。连续吃了三个星期后,没想到小倩的月经就来了,这一次月经量也正常,颜色也不再是灰褐色的了。虽然还是有点腰痛,但与之前相比好多了。苦恼了几年的月经病,就这样被解决了。

四物汤

材料	当归、熟地、川芎、白芍各15克,土鸡腿1只。
做法	①将当归、熟地、川芎、白芍洗净后装入过滤纱袋中,制成药包; ②土鸡腿去皮,跟药包一起放入锅中,加水覆盖,先以大火烧至水滚; ③后改小火慢炖,煮至鸡肉熟透后起锅即可。
用法	早晚空腹饮用,任何温度都可以,但是药材煮过之后最好不要放置隔夜再煮。

四物汤,是中医补血、养血的经典药方,方用当归、川芎、芍药、

第八章
妇科调理，健康让女人更幸福

熟地四味药组成，这就是四物的含义。四物汤被广大中医称作女性补血的良方，有调经止痛、养血疏筋和滋润肌肤、防止老化的神奇功效，深受广大女性朋友们的推崇和喜爱，坚持喝四物汤对皮肤、身材都大有好处。

功效细说

四物合剂方中的"四物"分别是指当归、熟地、川芎、白芍。其中，当归具有性温的特点，既可以补血，又具有活血的功效，集补血、理气、化瘀的功能于一体。无论气滞血瘀、寒湿凝滞、气血虚弱造成的痛经，还是其他月经不调之症，都有着十分理想的疗效。这也正是历代医家视它为妇科圣药的主要原因。

熟地是一味滋阴补肾、补血养虚的药材，对血虚痛经患者来说，可以起到补足阴血，从根源补养调治的作用。

川芎是中医十分有名的活血行气中药。它性温，辛香走窜。它具有行气血活、解郁通达、化瘀止痛的功效。治疗气滞血瘀和寒湿凝滞的痛经，甚至是闭经都能起到十分理想的效果。

白芍具有养血敛阴、柔肝止痛的功效。对于血虚萎黄、月经量少、错后及痛经之症效果十分显著。

以上"四物"合用，就形成了一个以滋补气血、活血散瘀、调经止痛为功效的方剂。它是一种主要用于女性月经不调类的非处方药品。对于女性营血虚弱、月经周期不规则；血瘀所致的痛经、崩漏、绝经前后诸证、胎动不安、产后腹痛等症有着十分显著的疗效。

宜忌事项 ∗∗∗∗∗∗∗∗∗∗∗∗∗∗∗∗∗∗∗∗∗∗∗∗∗∗∗∗

1. 经期忌生冷饮食。

2. 服本药时不宜和感冒药同时服用。

3. 有内科疾病，或正在接受其他治疗者，均应在医师指导下服用。

4. 服药一个月经周期，其症状无改善，应去医院就诊。

"温经汤"，专治女性痛经和不育

奇方也谈

● **来源**：宋代太平惠民合剂局的《太平惠民和剂局方》。

● **成分**：由吴茱萸、桂枝、当归、川芎、芍药、丹皮、阿胶、麦冬、人参、甘草、半夏、生姜12味药物组成。

● **性状**：本品为汤剂。

● **功效**：冲任虚寒，瘀血阻滞证。适用于以羸瘦、唇口干燥、手掌干枯、少腹不适、腹泻为特征的月经不调、闭经、不孕等症，以及瘦弱干枯女性的体质调理。

● **用法**：水煎服，每日1剂。

第八章
妇科调理，健康让女人更幸福

想必不少人都听说过，女人痛经会引发不孕这个说法，这是真的吗？据了解，痛经可以分为原发痛经和病理性痛经。原发性痛经通常发生于未婚、未孕的女性，一般对生育是没有什么影响的。而继发痛经一般都是病理性痛经，病因较复杂，一般子宫内膜异位症、盆腔炎症等大多数的女性妇科疾病都会导致继发性痛经的发生，进而这些疾病往往也是女性不孕的根源。

中医学认为，这里所说的痛经会引起不孕只是严重的情况，但单纯的痛经并不会导致女性不孕的发生，而且很多可能会导致女性不孕的疾病的外在表现症状就是痛经，因而女性朋友如果出现了痛经，尤其是在非月经期间出现疼痛的话，一定要及时去医院进行治疗，避免耽误了治疗的最佳时间。为了缓解女性痛经带来的困扰，女性在月经期间，要多注意个人饮食卫生和生理卫生，注意饮食，看似无关紧要的细节可能就是导致痛经的导火索，也可能是妇科疾病的病源。

据统计，女性不孕患者中伴有痛经者占 40%。大部分女性出现经期疼痛感，是因为继发性即病理性的。这个时候可能是一些生殖器官出现病变，而造成痛经。所以说，如果是严重痛经的话，是会影响到怀孕的。比如说子宫发育不良，或者是宫颈口以及子宫过度的弯曲而造成经血不畅，刺激到子宫的收缩，出现疼痛。其实，病理性痛经，非但不会在婚后减轻，相反还不断加重，其最可怕的后果就是不孕。这时候，除了可以多吃些补血补气的食物减轻痛经，还可以服用中药来调整痛经的现象，温经汤就是一个很好的选择。

温经汤，是妇科调经的常用方，主要用于冲任虚寒而有瘀滞的月经不调、痛经、崩漏、不孕等。临床应用以月经不调，小腹冷痛，经血夹有瘀块，时有烦热，舌质暗红，脉细涩为辨证要点。

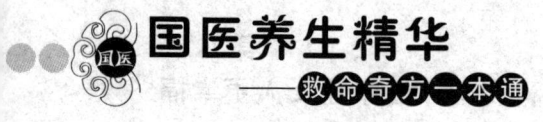

病例解析

武女士28岁结婚后，就开始准备要小孩儿了。可是一晃两年过去了，她还是没有怀孕。在此期间，她和丈夫也没有做过任何避孕措施。在丈夫的催促下，她先去看了西医，见到医生后，她自述平日里总感觉小腹有冷感，间或隐痛不适，有时候还会觉得精神疲倦、腿软无力等。医生问及经期状况时，她说月经时间倒是比较准，但是颜色淡红，经量也较少，一般两三天经期就结束了。西医诊断出她这是子宫发育不良性不孕症，还给她开了各种西药，但都没有太大效果。后来，她决定转看中医。医生让武女士张大嘴巴，看到她舌质淡红，舌苔薄白，又了解了她的各方面身体状况，之后为她开了温经汤，并嘱咐她从月经前10天开始服药，连续服10剂，等到月经来临时停药。武女士遵医嘱，连续服药9剂之后，月经来临，停药。没想到短短两个月时间，武女士就顺利怀孕了。

益气活血温经汤

材料	黄芪30克，葛根20克，水蛭、桂枝各10克，细辛6克。
做法	①上药五味，以水1.2升，煮取500毫升； ②去滓，再煎取200毫升。
用法	每天1剂，分2次温服。

这道益气活血温经汤，具有补气养血、温经活血等功效。主要用于治疗气虚血瘀证的月经后期、量少、行经腹痛、腰腿酸痛、四肢无力等症。女性朋友们如果长期服用，会有独特的意义。

第八章
妇科调理，健康让女人更幸福

功效细说

温经汤治证皆因冲任虚寒、瘀血阻滞所致。冲为血海，任主胞胎，二脉皆起于小腹。妇女月经与冲任关系密切，冲任虚寒，血凝气滞，故小腹冷痛，月经不调，或因宫寒而久不受孕。若瘀血阻滞而致血不循经，或冲任因虚而致失固，则月经先期，或一月再行，甚或崩中漏下；若寒凝血瘀而致经脉不畅，则月经后期甚或经停不至；失血阴伤，新血不能化生，则唇口干燥，甚至傍晚发热，手心烦热。本证属虚实寒热错杂，故非纯用祛瘀之法所宜，当以温经散寒与养血祛瘀并用，使血得温则行，血行瘀消，诸症可愈。

温经汤中的吴茱萸辛苦大热，入肝胃肾经，辛则能散，苦能降泄，大热之性又能温散寒邪，故能散寒止痛；桂枝味辛、甘，性温，能温经散寒，通行血脉。两药合用，温经散寒，通利血脉之功更佳，共为君药。当归、川芎、芍药入肝经，能活血祛瘀，养血调经；丹皮味苦、辛，性微寒，入心肝肾，活血祛瘀，并退虚热，共为臣药。阿胶味甘，性平，气味俱阴，能养肝血而滋肾阴，具养血止血、润燥之功；麦冬味甘、苦，性微寒，能养阴清热。两药合用，养阴润燥而清虚热，并制吴茱萸、桂枝之温燥。人参、甘草味甘入脾，能益气补中而资生化之源，阳生阴长，气旺血充。半夏辛温，亦入脾胃，可通降胃气而散结，与人参、甘草相伍，健脾和胃，有助于祛瘀调经；生姜亦为辛温之品，温里散寒，与半夏合用，温中和胃，以助生化，共为佐药。甘草又能调和诸药，兼为使药。

诸药合用，温经散寒以活血，补养冲任以固本，则瘀血去，新血生，虚热退，月经调而病自除。

> **宜忌事项**
>
> 1. 若腹满有块，为实证瘀血患者，不宜服用本方。
>
> 2. 同名异方《妇人良方》中又名"良方温经汤"，其药物组成为：当归、川芎、芍药、肉桂、莪术、牡丹、人参、牛膝、甘草，其主治寒气客于血室、血气凝滞、脐腹作痛、脉沉等。
>
> 3. 崩漏患者服药后，会出现出血增多的正常现象。
>
> 4. 月经不调属实热或无瘀血内阻者忌用，服药期间忌食生冷之品。

"乌鸡白凤丸"，治疗女人气血虚的良药

奇方也谈

- **来源**：明代医家龚廷贤的《寿世保元》。
- **成分**：由乌鸡、鹿角胶、鳖甲（制）、牡蛎（煅）、桑螵蛸、人参、当归、黄芪、白芍、香附（醋制）、天冬、甘草、熟地、生地黄、川芎、银柴胡、芡实（炒）、山药、丹参、鹿角霜20味药物组成。
- **性状**：本品为黑褐色至黑色的水蜜丸、小蜜丸或大蜜丸，味甜、微苦。
- **功效**：补气养血，调经止带。适用于气血两虚、身体瘦弱、腰膝酸软、月经量少、后错、带下等症。
- **用法**：口服，温黄酒或温开水送服。每次6克，每日2次。

第八章
妇科调理，健康让女人更幸福

对于很多女性来说，乌鸡白凤丸并不陌生。很多人认为，乌鸡白凤丸就是女人用来调理、治病的万能良药，痛经了，吃点儿乌鸡白凤丸就好了；白带多了、月经不调了，吃上一两盒乌鸡白凤丸，就会解决问题了；网上甚至还有另一种说法，说爱美的女人千万别瞎花钱买什么美容品，每天吃两丸乌鸡白凤丸，比什么都强。然而，事实并非如此，乌鸡白凤丸并不是包治百病的全能药，它也有适应症，如果错误地使用乌鸡白凤丸，非但不会起效，甚至还有会副作用。那么，女性朋友们应该如何正确地服用乌鸡白凤丸呢？

首先，必须要明确一点，乌鸡白凤丸是以补养气血、调经止带为主要功效的，专门治疗气血不足所致的月经不调症。其次，必须要确诊自己的月经失调是不是气血不足所致。女人气血不足，除了会出现月经量少、色淡、质地稀，月经推迟、拖后，停经等月经失调之症外，还会表现为身材偏瘦，面色萎黄或苍白无光泽，乏力气短等症。所以，如果女性朋友们想要用乌鸡白凤丸来调经，就要明确月经病是不是因为气血两虚所致。

乌鸡白凤丸，是古书《济阴纲目》中大小乌鸡白凤丸的加减方，距今已有百年历史。不难看出，乌鸡白凤丸的作用虽很广泛，但总体来说是以补益气血为主的。因此，乌鸡白凤丸更适合气血虚弱所导致的妇科疾病，而对于其他原因导致的妇科病效果不是很理想的。此外，乌鸡白凤丸在治疗疾病方面的针对性也不强。因此，对于病情较重的患者，是不可以使用乌鸡白凤丸来进行治疗的。

总之，只有对气血两虚所致的月经失调之症，乌鸡白凤丸才是治疗的良药。

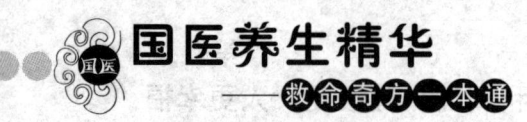

病例解析

近日,小琴整个人看起来状态很差,只见她面色苍白,冷汗直冒,一副随时要晕倒的样子。一天中午,她用双手捂着小腹从外面走了进来。同事看到她佝偻着身子,豆大的汗珠不断地从脸上往下落,同事吓坏了,立即上前把她扶到了座位上。等到她坐安稳了,同事才询问她的身体状况。小琴自述最近几个月每次来月经的时候,她都会觉得腹痛难忍。尤其是这一次,痛得她吃不下、睡不着、坐不安。在同事的劝解下,她才决定请假去看看医生。经过医生的诊断,确定小琴是气血两亏所导致的月经不调。于是,医生给她开了几盒乌鸡白凤丸。小琴回去后,坚持服用了一段时间之后,感觉自己的身体好了许多,月经也得到了改善,整个人的气色都好了不少。

乌鸡白凤汤

材料	乌鸡1只,凤尾菇50克,老姜、大枣、料酒、葱段、食盐各适量。
做法	①将乌鸡宰杀后去毛去内脏,洗净后晾干水分; ②锅内加清水,然后放入老姜煮沸后,再放入乌鸡,加入大枣、料酒、葱段,用文火炖20分钟; ③然后倒入白凤尾菇、放入适量的盐,再煮5分钟,起锅拣去葱段、老姜即可。
用法	每日1剂,可分次温服。

这道乌鸡白凤汤营养丰富,鲜香味美,有益血补肝、养颜祛斑之功效,具有较高的药用价值。这道汤中有营养丰富的乌鸡,再加之做法简单易学,所以老少皆宜,但尤其适合女性朋友们食用。

第八章
妇科调理，健康让女人更幸福

功效细说

乌鸡白凤丸方中的主药乌鸡性平，味甘，主阴虚发热，虚劳羸弱；鹿角胶性温，味甘咸，善助阴中之阳；人参、黄芪、山药重在益气健脾；当归、白芍、熟地、川芎（即四物汤）补血养血活血；天冬、生地、制鳖甲、银柴胡、丹参性寒，味甘咸，有滋阴退热，清凉散瘀，清心除烦之效；鹿角霜、桑螵蛸、煅牡蛎、芡实性平味咸甘，既能宁神定志，又能收敛；在大补气血，填精益髓诸药中，又配以香附疏泄肝气，理血中之气，以防补之过急致气滞阴凝之痹；甘草调和诸药两性。诸药诸药融温补、滋阴、敛涩、调和等法为一方，具有阴中求阳、阳中求阴的功效。

从配伍来看，乌鸡白凤丸是一味补气、养血、阴阳双补的成药，适用范围很广，涵盖了大多数的妇科病症。算是妇科中药里的万金油、多面手，正因为如此，女性在得妇科病时首先想到的就是它，一般都能取得不错的疗效。近几年研究发现，乌鸡白凤丸还可应用于以下疾病。

更年期综合征。乌鸡白凤丸中的熟地可以补血滋阴，益精填髓；天门冬可以养阴润燥，清肺生津。对于治疗更年期综合征有一定的作用。更年期综合征的患者主要表现为忧郁、头痛、头晕、失眠、易烦躁、心悸，并伴有颜面、颈部皮肤潮红，以及手指皮肤温度增高、麻木等。

月经不调。乌鸡白凤丸中的香附可以疏肝理气，调经止痛；当归可以补血活血，调经止痛，润肠通便。对于治疗月经不调有很好的作用。月经不调主要是指：月经先期、后期、先后无定期，以及月经过多或过少等。

崩漏。乌鸡白凤丸有治疗崩漏的功效。来势急、出血多的称之为"崩"；来势缓、出血少、淋漓不断的称之为"漏"。崩漏即为妇女不正常的阴道出血,经检查无生殖系统器质性病变者,又叫功能性子宫出血。

痛经、闭经。乌鸡白凤丸中的丹参有活血祛瘀,通经止痛,清心除烦,凉血消痈的作用;当归有补血活血,调经止痛的作用;川芎有活血行气,祛风止痛的功效。对于治疗痛经、闭经有很好的疗效。

隐匿性肾炎。乌鸡白凤丸治疗隐匿性肾炎效果好,而且每日服用乌鸡白凤丸3次,每次1丸,对于慢性肝炎,尤其是慢性乙型病毒性肝炎有辅助性的治疗作用。

男子气血两虚症。乌鸡白凤丸虽然是常用的妇科药,但对于男子气血两虚症的治疗有明显的效果。

临床研究表明,乌鸡白凤丸对于脑中风后痴呆症状的好转有一定的效果,有研究者发现其治疗原发性血小板减少性紫癜效果显著。除此之外,乌鸡白凤丸对于治疗荨麻疹、胃下垂、秃发、前列腺增生、白细胞减少症等也有一定的效果。

宜忌事项 ************************

1. 忌食寒凉、生冷食物。

2. 服药期间不宜喝茶和吃萝卜,不宜同时服用藜芦、五灵脂、皂荚或其制剂。

3. 感冒时不宜服用本药。

4. 月经过多者不宜服用本药,带下量多气臭者应去医院就诊。

5. 平素月经正常,突然出现月经量少,或月经错后,或阴道不规则出血应去医院就诊。

第八章 妇科调理，健康让女人更幸福

"除湿白带丸"，专治带下病

奇方也谈

- **来源**：《金匮要略》。
- **成分**：由党参、炒白术、白芍、山药、芡实、车前子（炒）、白果、当归、苍术、陈皮10味药物组成。
- **性状**：本品为灰褐色的水丸，气微，味淡。
- **功效**：健脾益气，除湿止带。适用于脾虚湿盛所致的带下病，症见带下量多、色白质稀、纳少、腹胀、便溏等。
- **用法**：口服，每次6～9克，每日2次。

带下病是中医学术语，和西医常见的盆腔炎、附件炎、子宫内膜炎等是对应一致的。带下病是指女性白带量多，色、质、味异常，有的伴有全身或局部症状。本病可见于现代医学的阴道炎、子宫颈炎、盆腔炎、卵巢早衰、闭经、不孕、妇科肿瘤等疾病引起的带下增多或减少。

在中医临床上，带下病又被称为"白带异常"，根据症状的不同，可以把带下病分为三个证型：脾虚型、肾虚型、湿热（毒）型。其中，湿热型是妇科的常见病、多发病。中医认为，湿热带下病主要由于外邪入侵，操劳过度，心情忧郁，久居湿地或是生育过多损伤元气导致的。带下病发病的原因有很多，如果没有什么器质性的病变，只是症见带下量多、色白质稀多是脾虚湿盛的缘故。如果你想选择一种中成药来调理，除湿白带丸就是一个非常不错的选择。

除湿白带丸，是一个千古名方，经历了千百年的临床考验。它虽然专门用于治疗脾虚湿盛所致的带下病，不过也可以配合其他药物作为湿热下注，或其他妇科疾病所致带下病的止带之用。

病例解析

周女士虽然很年轻，但已经是一家公司的总监，她周围的朋友们都对她羡慕不已，称赞她太能干了。几个月前，周女士因为身体不适，抛开工作去医院就诊。医生问她哪里不舒服，她悄声细语地说道："我的白带不正常。"医生又询问她是否还有其他症状。周女士继续说："我的下腹也总是隐痛，并且伴随着白带增多大概有半年多了。"原来，周女士在半年前结婚，没过多久就怀孕了。当时考虑到自己的事业正处于高峰期，所以做了人工流产。自那以后，她的下腹部就总是疼痛不断。在此期间，她也去过好多次医院，大夫给她开了阿莫西林、甲硝唑片等药物，症状虽然有所缓解，可是下腹隐痛却始终没能治愈，总是反复发作，而且伴随着白带增多，服用抗菌药物也似乎没什么太大作用。除此之外，周女士还总是觉得四肢冰冷、神疲乏力。经过医生的一番细心诊察之后，医生告诉她这是脾虚型带下病。随后，医生就给她开了除湿白带丸。连续服用5剂之后，周女士的症状就明显减轻了。10剂过后，周女士的所有不适症状就已经完全消失了，再也没有复发过。

除湿止带粥

材料	炒白术、芡实各10克，白果6克，大米50~100克。

第八章
妇科调理，健康让女人更幸福

做法	①将芡实淘洗干净，先用少许冷水浸泡1晚； ②将炒白术、白果用少许清水浸泡片刻，大米淘净； ③以上处理好的药食一起入锅，加水适量，熬煮成粥即可。
用法	每日1剂，可分次温服。

在制作这道粥的时候，需要特别注意药食的用量。一般来说，炒白术6~12克，芡实10~15克，白果4.5~9克为宜。在制作的过程中，芡实不易煮熟，最好提前淘洗干净，浸泡5~6小时或1晚。而且一定要将其煮至开花烂熟后再服用，否则会引起腹胀等消化不良的反应。

功效细说

除湿白带丸方中的党参、炒白术、山药补气健脾，燥湿止带，共为君药。党参属植物，全世界约有40种，中国约有39种，药用有21种、4变种。现代研究，党参含多种糖类、酚类、甾醇、挥发油、黄芩素、葡萄糖甙、皂甙及微量生物碱，具有增强免疫力、扩张血管、降压、改善微循环、增强造血功能等作用。此外，对放、化疗引起的白细胞下降有提升作用。

炒白术，是一种补虚的药物，以补气健脾、利水燥湿为主要功用。在除湿止带的过程中，起到了补虚治本的作用。

山药，含有淀粉酶、多酚氧化酶等物质，有利于脾胃的消化吸收功能，是一味平补脾胃的药食两用之品。不论脾阳亏或胃阴虚，皆可食用。临床上常与胃肠饮同用治脾胃虚弱、食少体倦、泄泻等病症。山药含有多种营养素，有强健机体、滋肾益精的作用。大凡肾亏遗精，妇女白带多、小便频数等症，皆可服之。

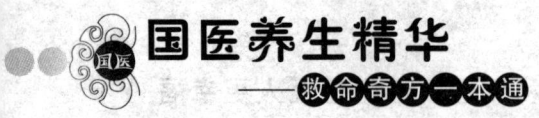

此外，本方中的苍术苦温健脾；车前子淡渗利湿，使水湿从小便而去；芡实健脾益肾，祛湿止带；陈皮理气健脾燥湿，共为臣药，助君药益气健脾，除湿止带；当归、白芍养血活血；白果是一味多种功能的药食，除了能定痰喘、治咆哮外，还能清热除湿、解毒消炎、收涩止带等，可以帮助女性朋友们治疗湿热下注所致的赤白带下，以及其他妇科炎症所致的白带异常之症。

诸药配伍，共奏健脾益气，除湿止带之功。在中医临床上，除湿白带丸主要用于脾虚、湿盛、白带等症。

宜忌事项 ☆☆☆☆☆☆☆☆☆☆☆☆☆☆☆☆☆☆☆☆☆☆☆

1. 饮食忌生冷、油腻。
2. 白带量多伴有其他疾病者，应在医师指导下服药。
3. 服药1周症状无改善，或服药后症状加重者，应去医院诊治。
4. 老人、少女、孕妇或长期服药，超剂量服药者，均应在医师的指导下用药。

"艾附暖宫丸"，暖宫又调经

奇方也谈

● 来源：《仙斋直指》。

● 成分：由艾叶（炭）、香附（醋炙）、吴茱萸（制）、肉桂、当

第八章
妇科调理，健康让女人更幸福

归、川芎、白芍（酒炒）、地黄、黄芪（蜜炙）、续断10味药物组成。

● **性状**：本品为深褐色至黑色的水蜜丸，气微，味甘而后苦、辛。

● **功效**：理气补血，暖宫调经。适用于子宫虚寒所致的月经量少、后错、经期腹痛、酸腰带下等症。

● **用法**：口服，每次6克，每日2~3次。

子宫，是女性孕育新生命以及维持健康的重要保障。但是人们常说，"十个女人九个寒"，宫寒是诸多女性的困扰，也是各种妇科病的源头。长期宫寒会导致身体虚弱、月经不调、痛经等，非常不利于女性的健康。

正所谓"子宫寒，疾病生"。在中医学上，"寒"是一个常见的致病原因，主要分为"实寒"和"虚寒"。宫寒，是由于外来之寒邪或者是人体脾肾阳虚所生之内寒停滞在女性胞宫，使胞宫的功能受损而发生的一系列疾病的统称。那么，宫寒有哪些具体的症状呢？

一是痛经，来月经的时候有血块，月经颜色黑等症状，这些是比较明显的宫寒症状；二是手脚冰凉，宫寒的另一个表现就是手脚冰凉，或者是感觉身体冷；三是白带清稀量多，这种情况在着凉的情况下比较容易出现，但是宫寒体质的人，白带经常都是清稀量多的；四是不易受孕，由于子宫温度低，精子和卵子不易结合，所以造成不易受孕的情况；五是宫寒还会引起月经不调的情况，提前或推迟，量多或量少。

一些由于体内阳气不足，平日就怕冷、手脚容易冰凉的女性，也易出现宫寒。如果要选用药物来调理的话，就可以选用艾附暖宫丸，其主要功能就是理气养血、暖宫调经。

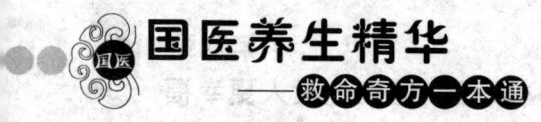

病例解析

最近半年里,笑笑发现自己的月经好像不太正常。以前每个月都来得特别准时,几乎一天都不差。可是近半年不知道怎么回事,每次都会推迟十多天才来,而且月经量也很少。最要命的是,每次来月经的时候,她的小腹都疼得特别厉害,有时候还会恶心、头疼、不想吃东西。两个月之前,笑笑发现自己的经血颜色比较深,有时会有血块。不仅如此,每次来月经时,她都觉得手脚冰凉。后来,她就去找中医看病。她自述完自己的病情后,医又诊察之后,告诉她这是宫寒引起的月经不调,建议她服用一段时间艾附暖宫丸,再看看效果。笑笑坚持服用了两个月后,身体状况就有明显改善。第二个月,她的月经就按时来了,痛经的现象也没有了,月经的颜色也正常了,她这才松了一口气。

	暖宫粥
材料	小米40克,黑米、薏米、红豆、黑豆各10克,枸杞子12颗,红枣6颗,桂圆干6个,红糖1汤匙。
做法	①先将各种米和豆淘洗干净,沥干,枸杞、红枣、桂圆洗干净,作为备用; ②加入清水,将黑豆、红豆和薏米一起放入锅中,煮沸之后,再煮10分钟; ③再放除了红糖的其他食材,将米粥熬煮至黏稠状态,调入红糖,搅拌均匀即可。
用法	每日1剂,当日饮完。

这道暖宫粥有补血益气的功效,对手脚冰凉、宫寒都有一定的缓解作用。其中的薏米健脾益胃;枸杞子补肾养肝;桂圆干补血气,益心

第八章
妇科调理，健康让女人更幸福

脾；红枣归脾胃经，有安神之功效；红豆含维生素 B_1、B_2 及多种矿物质，促进心脏活化；红糖有驱寒之功效。另外需要注意的是，各种杂粮可以在烹煮之前提前一个晚上泡发，这样更容易煮熟。

功效细说

艾附暖宫丸为温里剂，它的主要功能是理气养血，暖宫调经。临床上常用于血虚气滞、下焦虚寒所致的月经不调、痛经，症见行经后错、经量少、有血块、小腹疼痛、经行小腹冷痛喜热、腰膝酸痛等。

艾附暖宫丸方中的主药艾叶性温，味辛、苦，可走人体脾经、肝经和肾经。它具有温经散寒、止血止痛、散湿杀虫等多种功效，也是中医临床上用来做温灸的首选药材。它主治月经不调、虚汗痛经、宫寒不孕、心腹冷痛等多种病症。

香附是一种可以理气解郁、调经止痛的药材。它能提高痛阈，有镇痛、松弛子宫平滑肌、抑制子宫收缩和抑制金黄色葡萄球菌及某些真菌生长的作用。主要用于治疗子宫虚寒、月经不调、痛经、腰酸带下等症。

当归是一种上好的补血药材，同时又具有补气理气、活血止痛的功效。它可以增强艾附暖宫丸散寒、调经止痛的功效。诸类药物的组合，对于暖宫调经起到了十分显著的疗效。

本方中的艾叶、香附，暖宫温经散寒，为主药；吴茱萸、肉桂温经散寒通脉为辅药；当归、川芎、白芍皆入肝经，能活血祛瘀，养血调经，黄芪、地黄益气滋阴养血，续断活血通经共为佐药。全方合用，共奏理气补血，暖宫调经之功。

宜忌事项 ****************************

1. 忌食辛辣、生冷食物。注意保暖。

2. 感冒时不宜服用。患有其他疾病者，应在医师指导下服用。

3. 经行有块伴腹痛拒按或胸胁胀痛者不宜服用。

4. 平素月经正常，突然出现月经过少，或经期错后，或阴道不规则出血或带下伴阴痒，或赤带者应去医院就诊。

5. 治疗痛经，宜在经前 3～5 天开始服药，连服 1 周。如有生育要求应在医师指导下服用。

6. 服药后痛经不减轻，或重度痛经者，应到医院诊治。

"补肾固胎汤"，治疗习惯性流产

奇方也谈

● **来源**：《名医秘方汇萃》。

● **成分**：由菟丝子、覆盆子、杜仲、川断、桑寄生、熟地、白芍、党参、阿胶（烊化）、陈皮、甘草 11 味药物组成。

● **性状**：本品为汤剂。

● **功效**：脾肾双补，止痛安胎。适用于习惯性流产、腰痛、小腹累坠痛、脉沉弱无力、舌质淡，或有齿痕、苔薄等症。

● **用法**：每日 1 剂，分 2 次服用。

第八章
妇科调理，健康让女人更幸福

习惯性流产，指的是妊娠后阴道不时下血，或时下时止，量少而无腰酸腹痛者称为胎漏，也叫胞漏或漏胎。如果妊娠期出现腰酸、腹痛或下腹坠胀或伴有少量阴道出血，则为胎动不安，也叫胎气不安。胎漏、胎动不安是堕胎小产的先兆（西医称之为"先兆流产"），如果不及时治疗，或者久下不止，就会导致堕胎，堕胎、小产连续发生3次以上者，即为习惯性流产。

根据习惯性流产发生的时间，又将流产分为早期习惯性流产和晚期习惯性流产。早期习惯性流产是指流产发生在妊娠12周以前，一般多与遗传因素、内分泌失调及免疫学因素等有关；晚期习惯性流产多指流产发生在妊娠12周以后，多与子宫畸形、宫颈发育不良、血型不合及母患疾病等因素有关。

连续多次流产会对女性造成严重的伤害，寿胎丸合胎元饮化裁而成的补肾固胎汤，不仅可以补益肾气，还可以固冲安胎。在治疗习惯性流产方面，补肾固胎汤取得了十分满意的效果。

病例解析

前不久，胡女士因为身体不适去医院就诊，她自述22岁结婚，如今已经28岁。在这六年里，她怀孕4次，却都在怀孕两三个月的时候，自然流产了，这给她的生活带来了很大困扰。为此，她到医院做过各项检查，但是所有检查结果都正常。每次妊娠的时候，医生都再三叮嘱她要卧床休息，而且还进行了中西医保胎治疗，服用了保胎丸之类的药物。但是，即便她如此小心，最终还是流产了。

上个星期，胡女士又发现自己怀孕了，去医院做完B超后，医生告诉她已经怀孕两个多月了。一个星期后，她的身体又出现了乏力、头晕、恶心、乳房胀痛、腰酸等症状。在丈夫的陪同下，胡女士又去医院

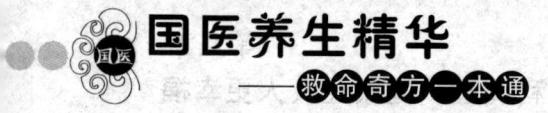

检查，结果尿妊娠试验阳性，属"滑胎"重证。医生告诉她应当从补肾培元、固本安胎着手治疗，还给她开了补肾固胎汤，嘱咐其回去之后每天服1剂。在此期间必须卧床休息，切忌房事。连续服药30剂之后，胡女士感觉之前那些症状都有所减轻了。又继续服用了20剂后，她开始觉得全身有力，二便正常，腰酸、小腹下坠的现象也消失了。之后停药观察，她的身体没有出现任何状况，终于妊娠至足月产子，顺利生下了小宝宝。

安神固胎粥

材料	红豆100克，莲子、冰糖各20克，水1000毫升。
做法	①将红豆、莲子淘洗干净，作为备用； ②取砂锅加入水置火上，水开后放入红豆、莲子，以旺火煮沸，转用中火沸煮30分钟； ③加入冰糖，用小火煮5分钟后即可。
用法	每日1剂，当日饮完。

安神固胎粥中的莲子性平，味甘。具有补脾止泻、益肾固精、养心安神等功效。孕妇食用后，具有养心除烦、安神固胎的显著功效。然而，莲子纵然有千般好处，也非人人皆宜。对于那些便秘的孕妇来说，就要少吃或者慎吃莲子。

功效细说

补肾固胎汤方中，菟丝子、覆盆子、杜仲、川断、桑寄生补益肾气、固冲任；阿胶是血肉有情之品，可益精、养血、安胎；熟地、白芍能补血；党参、甘草健脾益气；陈皮和中健胃。上述药物配伍，不仅可以旺盛肾气，还可以充盈精血。这样一来，冲任得固，胎有所养，即可

第八章
妇科调理，健康让女人更幸福

有效防治习惯性流产。

中医学认为，治疗先兆流产时，主要从固肾安胎着手。根据中医辨证，治疗用药的侧重点也不一样。因为肾虚而胎元不固者，要注意固肾安胎，兼益气；因气血虚弱而胎动不安的人要注意益气养血安胎；因血热扰动胎元的人要注意清热安胎；因扭挫伤而损胎的人要注意益肾和冲，和血安胎。

《胎产指南》中记载，"安胎方以补为主，佐以顺气清凉，参术黄芩，乃安胎之圣药，归芎怀熟，实补血之良剂，佐以苏叶陈皮，可为常服方也。"意思就是说，治疗胎动不安的时候，要以补肾、益气为主，佐理气安胎药和清热安胎药，党参、白术、黄芩为安胎主药；当归、川芎、熟地可养血安胎，是补血的良药；苏叶（用苏梗最佳）、陈皮可理气安胎，也是安胎的常用方子。

宜忌事项

1. 老人、儿童忌服此药。

"安胎丸" = 保胎药

奇方也谈

● **来源**：明代名医龚廷贤的《万病回春》。

● **成分**：由当归、川芎（制）、黄芩、炒白芍、白术5味药物组成。

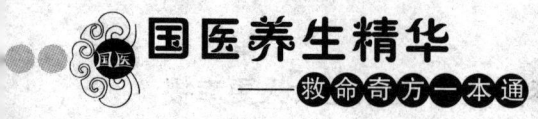

- **性状**：本品为棕色的大蜜丸，气香，味甘、辛。
- **功效**：补血益气，清热安胎。适用于妊娠胎动不安、头晕目眩等症。现代多用于先兆流产、妊娠贫血等症。
- **用法**：空腹开水送服，每次1丸，每日2次。

在如今高压的环境下，越来越多的女性都会面临怀不上宝宝的问题。一般来说，孕早期的胎宝宝十分"脆弱"，所以，如何安胎、保胎就成了新爸妈们关注的重点。对于那些本来身体就虚弱的或是有习惯性流产的孕妇，如果不注意营养或补益不当，就会更加容易发生胎动不安、先兆性流产。所以，孕妈们除了在日常生活与饮食方面多加注意之外，用药安胎、保胎也十分必要。这时，很多产科大夫除了会给孕妇开一些具有安胎、保胎作用的药物，比如"保胎灵""保胎丸"等。其实，安胎、保胎是自古就有的事情，各种保胎配方也是层出不穷。而"安胎丸"就是古人流传下来的保胎名方。

安胎丸专门用于治疗身体消瘦，血少有热所致的胎动不安。比如，有些女性在怀孕期间，会出现妊娠血虚、有胎动不安现象，期间还会有面色淡黄无光泽、没有食欲、四肢乏力常感疲惫等现象发生。这些现象对怀孕的女性来说，不仅对自己不好，对宝宝也不好。而安胎丸可以帮助你缓解这些症状。

病例解析

张太太是一位高龄产妇，年轻的时候，她几乎把所有精力都投身于工作中，以至于耽误了自己的终身大事。每次回家，父母都会催她快点儿找个男朋友。而她自己呢，看到周围的同龄人都结婚生孩子了，心里还是十分羡慕的。但是找男朋友这件事着急也没用，一年年过去了，她

第八章
妇科调理，健康让女人更幸福

都没能遇到那个有缘人。直到43岁的时候，她才遇到了一个可以托付终身的人，很快两个人就决定结婚了。

结婚后没多久，张太太就怀孕了，全家人都非常高兴。可是，好景不长，她怀孕才两个多月，不知道怎么回事就莫名其妙流产了。半年后，她的身体恢复差不多了，又开始准备怀孕。没过多久，她第二次怀孕了，可还是跟上次一样，怀孕不到3月的时候孩子就没了。短短两年的时间，这样的情况连续发生了4次，这让她非常崩溃，为什么会这样呢？她怎么也想不明白，平日里自己明明很注意养身体的。直到46岁那年，张太太才再次怀孕，但全家人都不敢高兴得太早，丈夫也时刻担心她会再次流产。她自己呢，比其他任何人都紧张，她甚至产生了流产阴影。

为了以防万一，张太太去找医生咨询，问有没有什么功效比较好的保胎药，可以保证孩子不再出问题。她自述说自己现在是高龄产妇，怀孕实属不易，再流产恐怕终生都没有生育的机会了。医生了解了她的情况后，给她开了安胎丸。张太太回家后，便开始按时服用安胎丸，4个月过去了，她的胎相一直很稳固。最后，她终于生下了一个大胖小子，全家人都高兴极了。

安胎鲤鱼粥

材料	鲤鱼1尾（重约500克），芝麻根15克，糯米50～100克，盐、葱、姜各少许。
做法	①先将鲤鱼去鳞及内脏，洗净后切块煮汤； ②再煮芝麻根，去渣取汁，后加入鲤鱼汤、糯米、盐、葱、姜等煮粥即可。
用法	空腹服食。每日早晚趁热食，3～5天为1个疗程。

本方中的鲤鱼具有安胎、止血、消肿等功效。可以有效治疗妊娠下血、胎动不安或尿少浮肿等症。对于准妈妈们来说，它不仅是一道美味的粥，还可以安胎保胎，效果是非常不错的。

功效细说

安胎丸方中的当归是补血的良药，可以帮助血虚的孕妇补血，改善孕妇血虚瘦弱、面黄等症。白芍也是一味补血药，具有补血养血、理气柔肝、敛阴止汗的功效。不过相对当归来说，它性微寒，可以与当归的温性中合，让全方补血的药性变得平和，适用于阴虚发热、自热盗汗的孕妇服用。对于阴虚有热的孕妇来说，黄芩更是保胎的良药，它具有味苦、性寒的特点，可以清热燥湿、泻火解毒，起到止血安胎的作用。

在安胎丸方中，当归、川芎重在养血行气；白术健脾养胃；白芍养阴柔肝、补血滋肾。但是，白芍性寒，虚寒性腹痛泄泻者以及小儿出麻疹期间不宜食用。此外，服用中药藜芦者也不宜服用白芍。

安胎丸主要适用于妊娠血虚、胎动不安、面色淡黄、不思饮食、神疲乏力等症。虽然说安胎丸的副作用是不明确的，但从以上的药物作用中也可以看出，安胎丸并不是一种随随便便吃的药物。

安胎丸应当在医师的指导下服用，尤其是孕妇，千万不要自己乱用药物。出现不良反应时，一定要及时到医院就诊。

宜忌事项

脾虚有湿，大便溏薄者慎用。

"生化汤",产后新妈妈的良药

奇方也谈

- 来源:《胎产秘书》。
- 成分:由当归、川芎、桃仁、干姜、炙甘草5味药物组成。
- 性状:本品为汤剂。
- 功效:化瘀生新,养血活血,收缩子宫。适用于产后受寒导致的恶露不行或行而不畅、夹有血块、小腹冷痛等症。
- 用法:黄酒、童便各半煎服。

中国人自古就很重视坐月子,坐月子似乎成为了一种传统,也是对女性健康负责的调养方法。如果没有做好月子,会给身体的健康带来隐患,而且月子病治疗起来也是非常麻烦的。所以,新妈妈为了自己的健康着想,也一定要坐好月子。

中医认为,经过生产时的出血、体力消耗后,产妇处于"血不足,气亦虚"的状态,需6~8周的时间才能恢复到怀孕前的生理状态。这段时间的调养正确与否,关系到产妇以后的身体健康。所以,很多新妈妈生完宝宝后,在月子期间都会喝生化汤。但是,也有很多新妈妈对"生化汤"这个词感到很陌生。

生化汤，顾名思义乃"生"新血、"化"瘀血，主要功能为排除恶露、调节子宫收缩、帮助子宫复旧、减少宫缩腹痛、防止产褥感染。一般来说，除非是有凝血功能障碍、产后大出血或伤口感染情况，才禁止服用生化汤，其他所有产妇皆可服用生化汤。

生化汤不只能促进子宫收缩，生化汤的加减方具有很多用途，如产后血晕血瘀，恶露不下或量少，小腹疼痛、唇舌发紫、脉涩，治疗以生化汤加减（当归、川芎、桃仁、黑姜、丹参、荆芥、大枣），元气虚者，可加黄芪、山药、党参；恶露排出不尽，新血不生者，可加益母草；产妇元气虚、血崩血晕、形色俱脱者生化汤加人参；产后有血块、下腹痛，生化汤加肉桂、红花，散块止痛；产后失血，心神失守、语无伦次，生化汤加茯神、枣仁、远志；产后大便日久不通，因血少肠燥故也，宜服生化汤。

清代萧埙所著的《女科经纶》一书中也有记载："产后气血暴虚，理当大补，但恶露未尽，用补恐致滞血，惟生化汤行中有补，能生又能化，真万全之剂也。"可见，"生化汤"是产后药补妙方。它虽然是一帖妙方，但也不可滥用、错用、混用。现在听过很多吃生化汤吃出问题的案例，都是因为使用方法错误造成的，不能完全归咎于药方。

病例解析

曾女士今年26岁，结婚刚刚一年。半年前，她怀孕了，但是在三个月的时候先兆性流产，医生建议做流产手术。在进行了流产手术后的35天内，她一直出现阴道大出血的症状，血块呈暗红色而且较大。除此之外，曾女士还有头晕、腰疼、脸上无血色、四肢无力等不良症状。

第八章
妇科调理，健康让女人更幸福

很快，在家里人的陪同下，她又去医院复查，医生检查完之后，告诉她是由于气血两虚、血不归经、体内瘀血存积阻碍血液流通所导致。之后，医生就给她开了生化汤的加减方：炙甘草5克，当归15克，桃仁、益母草、川芎各10克。用水混合煎熬，每天煎服1剂，分为早晚2次喝下。曾女士回家后，连续服用了3天后，她的出血症状就得到了有效控制。服用了5天之后，她的症状就几乎没有了，头晕、腰疼的现象也有所减轻。

生化汤

材料	当归24克，川芎9克，桃仁（去皮尖）6克，干姜、炙甘草各2克，柴鸡或乌鸡100~200克，食盐适量。
做法	①将所有的药材一起装入炖包，并用少许清水浸泡15~30分钟，鸡肉洗净，剁成块，备用； ②将以上处理好的药材一起放入砂锅中，加水约800毫升； ③大火烧开后，再用小火慢煲至鸡肉烂熟时，取出炖包，加食盐调味即可。
用法	每天1剂，吃肉喝汤。

生化汤的作用是养血活血、产妇产后补血以及去除恶露。生下宝宝后，产妇就要喝生化汤。不论是剖腹产还是自然生产，在宝宝出生后的第1周内，每天都要饮用生化汤，一天分6次喝，顺产喝7天，剖腹产要喝14天。生化汤有助于子宫内污血排出体外，防止血崩，对恢复子宫功能极有帮助。

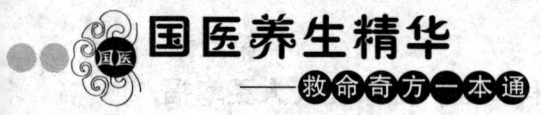

功效细说

生化汤中的当归有补血活血、理气养血之功,对于身体虚弱的产妇来说,是一味非常不错的补药;川芎有活血行气之功,它辛香行散、通达周身、解郁止痛、活血祛瘀的功效非常好,对于女性产后的一切瘀症最为适合;桃仁有活血祛瘀之功,是临床上治疗血瘀之症的重要药材之一,同时,它还有润燥滑肠的功能,这对于产妇来说很重要,因为孕妇在产后会出现便秘现象;干姜具有温中散寒、回阳通脉、燥湿消痰的功效;炙甘草能补脾益气,还可缓和药性,对于女性产后脾胃虚弱、倦怠乏力等大有助益。

上述中药配伍,即可治疗产后血虚、寒邪乘虚而入、寒凝血瘀,留阻于胞宫导致恶露不行、小腹冷痛等。此方剂能温经散寒、养血化瘀,促进新血生、瘀血化,去瘀生新,因而得名"生化汤"。

近年来,在中医临床中,生化汤的应用也有不少。

产后调理。给60名产妇服用生化汤原方,每天1剂,于产后即连服3剂,并与对照组(未服生化汤)进行对比观察。结果,服药组在产褥期发生的不利于产后恢复或不舒服的情况比对照组减少16.6%,其中对照组的病变率为28.33%,服药组为10%。认为生化汤的产后调理作用,主要表现在预防产褥感染(服药组与对照组之比为1:3)与促进泌乳机能方面(服药组与对照组乳汁分泌不足之比为1:4)。此外,服药组产后宫缩痛增加,说明生化汤有加强子宫的收缩作用,这对防止产褥期的病变也是有利的。

小产后胎盘残留。用生化汤去甘草,加益母草、熟地、丹皮、

第八章
妇科调理，健康让女人更幸福

红花、艾叶，治疗小产后胎盘残留22例，其中有3例曾住院做过刮宫手术2次以上，但未见效果。少者服药2剂，多者服药6剂，即排下残留胎盘，出血及腹痛消除，22例全部治愈，且追踪半年无临床症状。

子宫收缩痛。服生化汤加红花治疗的41例中，疗效显著者35例，效果不明显者3例，记录不详者3例。服生化汤加红花的两组病人共100例，其中47例服药后阴道有血块排出，部分患者服药后有子宫收缩感。认为生化汤加红花的作用可使子宫收缩呈节律性加强，进而促进产后子宫的复旧及产后子宫收缩痛的消失。

子宫肌瘤。以加味生化汤（生化汤加益母草、炒荆芥穗）为主方，水煎服，1日1剂，30剂为1疗程，治疗子宫肌瘤与子宫肥大症共70例。其中，子宫肌瘤24例，治愈8例，有效13例，无效3例；子宫肥大症46例，治愈25例，有效18例，无效3例。最少服药10剂，最多84剂，以30至60剂为多，占75%。

宫外孕。基于宫外孕的病机属于少腹瘀实又兼虚证，治疗虽当活血化瘀，但又不可攻逐太过的特点，因此选用祛瘀生新的生化汤加减（当归、川芎、桃仁、桂枝、云茯苓、赤芍、丹皮）为主治疗21例宫外孕，另有10例休克型和2例不稳定型宫外孕即行手术治疗。用生化汤加减治疗的21例宫外孕，全部治愈，住院天数最短7天，最长75天，平均48天。

宜忌事项 ********************************

1. 具有肝虚血燥体质,平时常有肝阳上冒见证,生化汤辛温走窜,所以不宜服。

2. 脾胃虚弱所致的大便溏滑,心火素亢所致的心悸怔忡忌服。

3. 肝阳横逆所致的眩晕胁痛,阴虚内热所致的口燥咽干,冲任固摄无权所致的时下血块忌服。

4. 产妇感受一切温暑时邪、表里邪热未解的,都是本方的禁忌症。

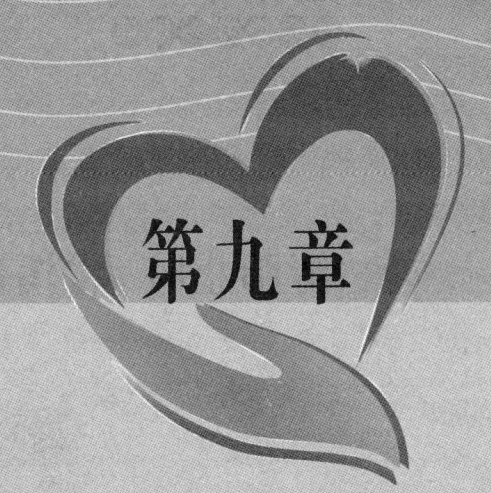

第九章

小儿保健，孩子不生病才是福气

古往今来，望子成龙、望女成凤是普天下父母的最大愿望，而孩子的身体健康就是实现最大愿望的基本条件。跟健康的成年人相比，孩子的身体脏腑及组织较弱，抵抗能力较弱，稍不留意就会让疾病缠身。因此，做好小儿保健，让孩子不生病，才是父母最大的福气。

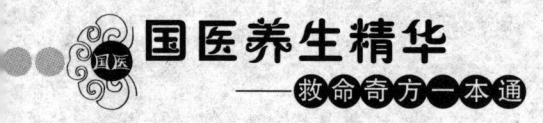

清肺止咳,"泻白糖浆"来搞定

奇方也谈

● **来源**:中医儿科的《小儿药证直诀》。

● **成分**:由地骨皮、炒桑白皮、炙甘草等3味药物组成。

● **性状**:本品为浅棕色澄清液体,具有杏仁香气,味甜。

● **功效**:宣肺清热,化痰止咳。适用于伤风咳嗽、痰多胸满、口渴舌干、鼻塞不通等症。

● **用法**:口服,周岁以上每次10毫升,周岁以下每次5毫升,每日2次。

平日里,无论是天气的变化无常,还是饮食的疏忽大意,哪一方面不注意,都会导致孩子生病,而咳嗽最为常见。在幼儿园,往往先是一两个孩子咳嗽,第二天会有七八个孩子咳嗽。不到一星期,几乎所有孩子都会被传染。可见,关注天气变化、关注孩子的饮食至关重要。其实,只要在平时让孩子多吃水果、多喝水,就可以让生病的几率小一些。当然,及时预防和及早治疗也是最关键的。

引起幼儿咳嗽的原因很多,感冒最为常见。在临床上,感冒常并发上呼吸道感染、支气管炎、肺炎等重症,如果任其发展不去治疗,很可能迁延难愈,让家长头痛至极。更为严重的甚至迁延数月之久,使用抗

第九章
小儿保健，孩子不生病才是福气

生素也不能解决所有问题。时间一长，更容易影响脾胃、损伤正气。这时候，可以选择中成药泻白糖浆来治疗幼儿咳嗽。

泻白糖浆，原名泻白散，是一种中成药。是专用于清肺热、治咳嗽的药物。同时，它也具备宽气进食、止咳平喘的功效。"肺"对应的颜色为白色，咳嗽的发病部位在于上呼吸道，但最终影响的还是肺。为了遏制病情发展，不致让咳嗽最终引起气管炎及肺炎等危重症候，中医专家常用清泻肺脏中实热、痰浊的治疗用药手段，并把这种手段称为"泻白"。然而，秉承这种治疗原则的最经典的中成药当属泻白糖浆，其组方来源于泻白散，是历代医家治疗小儿咳嗽的经典方剂。

病例解析

琪琪今年7岁，平日里几乎都不怎么感冒，跟其他小孩儿比起来，她真是给家里人省了不少心。可是，最近她的身体好像出现了一些问题，琪琪妈发现她好像不怎么爱吃饭了。此外，琪琪还有咳嗽、流鼻涕的症状，流出的鼻涕又浓又黄。琪琪妈以为琪琪感冒了，于是就带她去看医生。医生听琪琪妈诉说完具体症状后，又看了看琪琪的舌苔，从其症状表现和黄腻的舌苔来看，琪琪之所以会出现以上不适，就是因为肺热。随后，医生给琪琪开了一盒泻白糖浆，并告诉琪琪妈具体的用法，让其回家监督孩子按时服药。可是，琪琪妈听得雾里云里的，不爱吃饭预示着胃口不好，明明应该是肠胃的原因。为什么医生会认为是肺热呢？医生解释说："肺有主气的功能，消化食物、管理人的胃口也不只是肠道的事情，五脏之一的脾也有举足轻重的作用。当肺热或是肺功能失调时，脾就会被透支，功能随之减退，人的食欲当然也会跟着受到影响。"琪琪妈似懂非懂地点了点头，回家后，

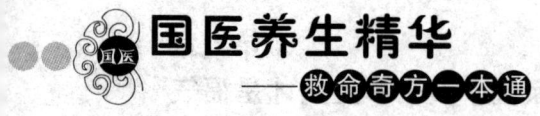

就按时提醒琪琪服用泻白糖浆。没过几天,琪琪的肺热之症就彻底好了,也不咳嗽、流黄鼻涕了。

	泻白粥
材料	地骨皮、炒桑白皮各10克,炙甘草3克,大米50~100克,冰糖或蜂蜜适量。
做法	①大米淘洗干净,与以上三味药物一起加入锅内; ②加水适量,熬煮成粥,最后加冰糖或蜂蜜即可。
用法	每天1剂,可分次温服。

这道泻白粥具有清除肺热的功能。在制作这道粥的时候,药材的量一定要把握好,每人每天以地骨皮和桑白皮9~15克为宜。必要时,地骨皮可用到15~30克,炙甘草2~6克就可以了。要提醒的是,这道粥只适合肺热引起的病症。如果是外感风寒或虚寒引起的喘咳、咳嗽则不宜使用。

功效细说

泻白糖浆方中的地骨皮味甘性寒,具有清肺降火、凉血除蒸的功效。既可以用于治疗肺热造成的咳嗽、咯血及鼻出血等症,同时也可以对抗阴虚潮热、骨蒸潮热,甚至是盗汗之症。

桑白皮味甘性寒,可消散肺热、泻降肺气,起到止咳平喘的作用。

炙甘草味甘性温,归脾、胃、肺三经。既可以缓和前面两种药材的寒性,健脾补胃,增加食欲,还有一定的润肺作用。使全方清散而不寒烈,有泻有补,不伤脾胃,不伤肺,也不会伤正气。

第九章
小儿保健，孩子不生病才是福气

泻白糖浆的主要功效，是达到宣肺清热以及化痰止咳的作用，主要用于儿童出现伤风咳嗽或痰多胸满以及口渴舌干等症状。同时，对于感冒引起的鼻子不通，同样也可以有效缓解。当然，因感冒引发的咳嗽在临床上最为常见，治疗时应抓住以下四个方面：

宣肺。通过宣肺以疏散外感风寒、风热和燥气，从而祛除邪气，消除病因，并可调理肺脏功能，使肺主气、宣发肃降的功能恢复正常而咳嗽自除。

清肺。因感受风热温燥之邪或外邪入里化热，均易导致热邪留恋，痰热郁结于肺，使宣降功能失常，故宜清肺。

肃降肺气。小儿原本肺常不足，咳嗽日久，虽外邪得以祛除，痰得以清化，然肺之气阴难免受损。此时临床医者多用补肺气、养肺阴之法，我们认为，此时应注重肃降肺气之法，而非急于进补。因为补药多为滋腻黏滞之品，最易生痰留邪；而痰热虽化，但难尽除，补养不当，则前功尽弃。此外，肺脏本身具有肃降之能，此时运用肃降之品来加强其自身功能，配以少许清肺化痰之品来祛除余邪。药物常用紫苏、葶苈子、前胡、瓜蒌等。

运脾消积。小儿脾常不足，冷暖不能自调，乳食不知自节，若积滞不化，留中碍脾，脾失健运，水湿失于运化，聚而上泛于肺，肺失清肃，气道受阻，则咳嗽、痰鸣顿作。此时应佐以运脾消积之品，防其生痰。

综上所述，泻白糖浆是针对儿童脏腑娇嫩的特点，组方兼顾宣、清、肃、运，味道微甜，具有杏仁香气，适合儿童咳嗽服用。在预防和治疗小儿咳嗽时要牢记"泻白"之法，同时重视调理脾胃，才能达到

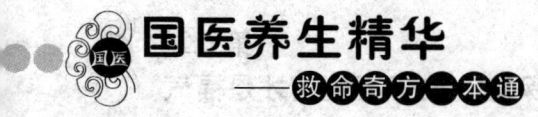

满意的疗效。在换季时节，家长们也要按"泻白"之法，调理孩子的起居饮食，让孩子少一些咳嗽。

宜忌事项 ************************

1. 忌食辛辣、油腻的食物。

2. 支气管扩张、肺脓疡、肺心病、肺结核患者应在医师指导下服用。

3. 服用三天病证无改善，应停止服用，去医院就诊。

4. 服药期间，若患者出现高热，体温超过38℃，或出现喘促气急者，或咳嗽加重，痰量明显增多者应到医院就诊。

5. 高血压、心脏病、糖尿病患者慎用。

"定喘汤"，专治小儿哮喘

奇方也谈

● **来源**：《寿世保元》卷三。

● **成分**：由白果、麻黄、苏子、甘草、款冬花、杏仁、桑白皮、黄芩、半夏9味药物组成。

● **性状**：本品为汤剂。

● **功效**：平喘降气，清热化痰。适用于风寒外束，痰热蕴肺，哮

第九章
小儿保健，孩子不生病才是福气

喘咳嗽，痰稠色黄，舌苔黄腻，脉滑数等症。现常用于支气管哮喘、喘息性支气管炎、毛细支气管肺炎等症。

● **用法**：每天服1剂，水煎2次，把2次的药汁兑匀，分2次服。

在医学上，哮喘被称为支气管哮喘，是一种以反复发作性喘息、呼吸困难、胸闷和咳嗽为特征的慢性气道炎症性疾病。这种慢性炎症使气道呈现过度敏感状态，当遇到各种刺激因素时，会导致气道阻塞及呼吸障碍。哮喘如果得不到及时治疗的话，对肺功能的损害很大，会引起气肿，严重的会导致死亡。近几十年来，全球哮喘的患病率和死亡率均不断上升，目前全世界有3亿哮喘病患者。由此看来，哮喘已成为当今世界上严重威胁公众健康的一种慢性呼吸道疾病。

哮喘，可发生在任何年龄阶段，既往认为在小儿中发病率较低，近年来通过流行病学调查表明，初发年龄3岁之前的占84.8%。小儿哮喘的发病与季节有密切关系，在秋冬交替时节更容易发病或复发。因为在秋季，合适的气温和湿度使得室内尘螨大量繁殖，空气中的致敏成分也明显增加，哮喘患儿气道内过敏性炎症因此加重并处于十分敏感的高反应状态，这在医学上称为"气道高反应"。此时，当气道受到外界各种因素刺激，如吸入寒冷的空气、呼吸道病毒感染等，就会诱发哮喘。

另外，秋冬季节气候多变，温差较大，有时气温骤然下降，哮喘患儿难以适应，再加上秋冬季节病毒感染流行容易诱发哮喘。因此，这一时期形成了一个哮喘发作的高峰。小儿哮喘是一种气道过敏性炎症疾病，因此要注意寻找过敏源，除了要带孩子到医院做血清过敏源检测或

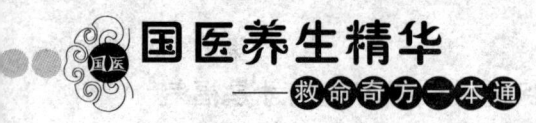

皮肤过敏试验，还要注意身边一些不起眼的东西，比如尘螨、蟑螂、动物的羽毛及皮屑、花粉、真菌等，它们也都是常见的过敏源。

中医研究表明，不是所有的哮喘病人都能找到过敏源，也不是所有过敏性患者均发生哮喘，但如果能找到过敏源，少接触或不接触这种物质，就能减少哮喘的发作。从目前来看，对于小儿哮喘的治疗，西医尚无根治的方法和药物，而在中医临床上，确有一剂药物对小儿哮喘有显著的疗效，那就是定喘汤。

病例解析

小天是个 5 岁的小男孩儿，一副顽皮的样子，根本看不出他是一个长期被哮喘困扰的病号。去年冬天，小天妈带他去一家中医院看病。她告诉医生说孩子得了哮喘，反复发作已经有差不多 1 年了。她一边向医生说明病情，一边还不停地抹着眼泪。每次看到小天发作时候的痛苦表情，小天妈就觉得既心疼又心碎。因为小天妈知道，孩子每一次的哮喘发作，都是有一定危险的。在这一年里，小天妈度日如年，每天都在担心孩子的病情会加重。在此期间也去过不少医院，但都是治标不治本。

当医生问起孩子的具体症状时，小天妈平复情绪后继续说："前段时间，孩子的哮喘又发作了，面色发青，口唇发紫，呼吸急促，明显呼吸困难。从去年年底到现在，孩子的哮喘已经发作了有四五次了，天气转凉时更容易发作，这次的发作最为严重，持续了 3 个小时之久，面色发紫、呼吸急促、喉咙内有痰鸣、四肢发凉。"小天妈又继续补充说，"好多年前我也曾发作过一次哮喘，不过不是很严重，吃点药就痊愈了，这些年就一直没发作过。"医生了解了孩子的详细状况之后，就给小天开了定喘汤。临走之前，医生还嘱咐小天妈回家之后按时给孩子熬汤

第九章
小儿保健，孩子不生病才是福气

喝。每天喝 1 剂，连续喝 3 天之后，再观察孩子的情况。没想到，连续服用了几个疗程定喘汤后，小天的哮喘就再也没有复发过。

定喘汤

材料	白果、款冬花、桑白皮、半夏各 10 克，麻黄、杏仁、黄芩各 6 克、苏子 12 克、甘草 3 克。
做法	①上药九味，以水 1.2 升，煮取 600 毫升； ②去滓，再煎取 300 毫升。
用法	水煎煮，分 2 次慢慢服下。

定喘汤在我国已经有几千年的历史，称得上是一剂"古董药"了。此方有降气功能，含有很多医药成分，具有非常高的药用价值。

功效细说

定喘汤方用麻黄宣肺散邪以平喘，白果敛肺定喘而祛痰，共为君药，一散一收，既可加强平喘之功，又可防麻黄耗散肺气。苏子、杏仁、半夏、款冬花降气平喘，止咳祛痰，共为臣药。桑白皮、黄芩清泄肺热，止咳平喘，共为佐药。甘草调和诸药为使。诸药合用，使肺气宣降，痰热得清，风寒得解，则喘咳痰多诸症自除。此外，定喘汤还有一些临床应用。

喘息性支气管炎。用定喘汤治疗慢性喘息性气管炎 100 例，其中合并肺气肿者 73 例，合并肺原性心脏病者 2 例，合并高血压者 15 例，合并陈旧性肺结核者 11 例，合并先天性心脏病者 1 例。患者均有反复咳嗽、气喘、痰多而黄、胸闷或发热等症。每日 1 剂，连服 10 剂为 1 疗程。除个别病例因继发感染加用鱼腥草、蒲公英外,其余未加任何药物。结果:显效以上占83%,好转14%,无效2例,总有效率为97%。本方经临床证实,确有较好的止咳、平喘、祛痰作用,且尚有滋养强壮功效。大多数患者服用后,胸闷消失,体重增加,神色精力均有明显好转。

毛细支气管炎。用定喘汤治疗婴儿急性毛细支气管炎30例。其药物组成以定喘汤为主,高热加生石膏15克,地骨皮7克;腹泻加茯苓、车前子各7克;无腹泻者加竹沥15毫升,分三次服。合并心功能不全者,可根据不同情况,补充水及电解质,静脉给西地兰。结果30例均获痊愈,除2例喘憋稽延较长者外,余28例都在3天内哮鸣音消失,喘憋缓解。住院2～5天,平均4天。

哮喘。用加减定喘汤治疗急性哮喘实证一年余,疗效显著。用药以定喘汤为主,痰难咳出者加葶苈子5克,胸痛加白芥子5克,胸闷加瓜蒌仁10克,胃纳差有瘀血者加生鸡内金6克。在应用时,只须脉弦数有力,有舌苔即可。

热带性嗜酸性白细胞增多症。患者男,59岁,渐觉疲乏无力,出汗,全身关节酸软,头晕头痛。半月后开始干咳、胸闷,伴恶寒发热,咳嗽渐重而至阵发呼吸困难,状如支气管哮喘。经多方治疗无效。检查:白细胞7200/立方毫米,分类嗜酸性细胞占36%,血沉42毫米/小时,嗜酸性白细胞计数2072/立方毫米,脉弦数,舌红苔微黄。辨证属肺寒膈热之喘证。连服定喘汤50余剂,症状消失,嗜酸性白细胞计数降至172/立方毫米,白细胞分类嗜酸性细胞降至4%,体力亦恢复。

第九章 小儿保健，孩子不生病才是福气

宜忌事项 ★★★★★★★★★★★★★★★★★★★★★★★★

1. 新感风寒，无汗而喘，内无痰热者不宜用。
2. 哮喘日久，气虚脉弱者不宜用。

面黄体瘦，就服"肥儿丸"

奇方也谈

- **来源**：宋代太平惠民合剂局的《太平惠民和剂局方》。
- **成分**：由肉豆蔻（煨）、木香、六神曲（炒）、麦芽（炒）、胡黄连、槟榔、使君子仁7味药物组成。
- **性状**：本品为黑棕色至黑褐色的大蜜丸，味微甜、苦。
- **功效**：健胃消积，驱虫。适用于小儿消化不良、虫积腹痛、面黄肌瘦、食少腹胀泄泻等症。
- **用法**：口服，每次1~2丸，每日1~2次，3岁以内小儿酌减。

现如今，随着人们生活水平的不断提高，营养过剩的"小胖墩儿"到处可见，但是身体瘦弱的孩子也不少见。在物质如此丰富的年代，为什么还会出现营养不良呢？这让很多家长很是费解。其实原因有很多，营养的食物虽然多，仅仅吃到肚里还不算，如果食物没有被消化掉，它

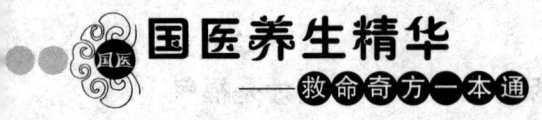

们又怎么能转换成人生长发育所需的营养物质呢？对于那些天生脾功能差的小孩儿来说，更是会让那些营养成分白白流失掉一些。还有些小孩儿由于不小心吃了不干不净的食物，这些食物会慢慢破坏脾胃功能，从而出现消化不良、食少、腹胀、腹痛等症状。久而久之，就会影响到孩子的身体生长发育，变得面黄肌瘦。

此外，由于幼儿正处于身体快速成长的阶段，体质往往都比较弱，容易患上各种疾病。其中，最常见的就是肠胃疾病。如果家长不注意的话，孩子就会出现消化不良的情况，从而导致面黄肌瘦。肥儿丸就是一剂可以治疗小儿消化不良、面黄体瘦的药物，为小儿的健康成长保驾护航。

看到"肥儿丸"这三个字，单从名字来看，大多数人们都认为肥儿丸不就是让那些营养不良的人吃了之后变肥胖的一种药物。其实，这是一个误解，肥儿丸主要用于小儿消化不良、虫积腹痛、面黄肌瘦、食少腹胀泄泻等症，对小儿因为积症引起的消化不良有很好的效果。服用肥儿丸后，不仅可以驱虫、行滞、健脾、补气，还能使被伤害的肠胃恢复其受纳、运化、吸收的功能，让面黄肌瘦的孩子慢慢胖起来。

病例解析

洛洛是一个7个月大的男孩儿，体重已经有20斤了。在同龄的孩子中他算是比较胖的了。但是上个月洛洛妈发现他好像瘦了。一开始，洛洛妈以为是不吃母乳了，所以才会瘦得如此快。可是一个星期过去了，洛洛居然瘦了三斤，面色无华，毛发开始稀黄，精神也没有之前那么好了。夜间还常常出汗，吃东西也减少很多。洛洛妈担心不已，于是就带他去看医生。

第九章
小儿保健，孩子不生病才是福气

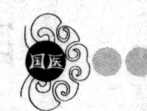

洛洛妈告诉医生："一个半月前，我给洛洛加了辅食，从那时候开始，他的胃口好像就没之前好了，每次都是吃一点儿，吃完就睡，也不爱玩儿了。"医生问给孩子添加的什么辅食。洛洛妈继续说："因为母乳不够了，我给添加了米粉，偶尔还会喂些面条、馒头等淀粉类食物。"医生打断她的话："六个月多的小孩子是不能吃太多淀粉类食物的，会引起消化不良，再加之孩子刚刚断奶不久，吃太多主食会引起脾胃功能虚弱，缺乏饥饿感、进食量减少，最终造成缺乏营养，才会使得孩子瘦下来。"洛洛妈听完医生的话后悔莫及，恳求医生给开一些药物，让孩子好起来。于是，医生给推荐了肥儿丸，并告诉洛洛妈具体的用法用量，还一再强调不要再给孩子过量主食。妈妈给洛洛喂食了几天肥儿丸后，洛洛很快就恢复之前的好胃口，看到孩子的面色一天天好起来，洛洛妈无比开心。

肥儿粥

材料	肉豆蔻、麦芽、槟榔各5克，六神曲、胡黄连、使君子各10克，木香2克。
做法	①将大米淘净，加清水适量煮粥； ②待熟时调入药粉5克，白糖适量，再煮一二沸即成。
用法	每日2剂，7天为1疗程，连续服2~3个疗程。

如果幼儿有虫积，还可以在肥儿粥中加入10克左右的使君子，有健脾胃、除蓄热的功效。

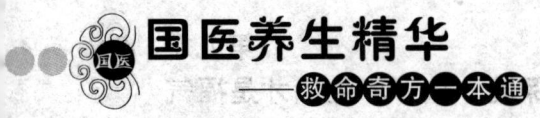

功效细说

肥儿丸方中重用神曲、麦芽消食化积,健脾和中;黄连清热燥湿,治生虫之源;肉豆蔻、木香健脾止泻,行气止痛,合曲、麦芽健脾消食积;槟榔、使君子下气驱虫,化积消疳;更用猪胆汁和药为丸,与黄连为伍增其清热之力。诸药相合,标本兼顾,共奏驱虫消积,健脾清热之功。使食积得消,脾虚得健,热去虫下,正气渐复,病愈而体肥,故得名"肥儿"。

肥儿丸可以治疗小儿虫积腹痛、消化不良、面黄肌瘦、肚腹胀满、发热口臭、大便稀溏,小儿疳病,日渐羸瘦,腹大发竖,不能步行,面黄口臭,二便不调,肌体发热和腹胀泄泻等。其中,消化不良是指患儿有持续存在或反复发作的上腹痛、腹胀、早饱、嗳气、厌食、烧心、反酸、恶心、呕吐等消化功能障碍症状,但经各项检查未发现器质性疾病,是小儿消化内科最常见的临床综合征。功能性消化不良的患儿主诉各异,又缺乏肯定的特异的病理生理基础。

肥儿丸是一种相对平和的药,但是,是药三分毒,肥儿丸也会有一些副作用。"肥儿丸"含有使君子,使君子功效是能健脾消积,治疗蛲虫病,由于使君子带有一定的毒副作用,在使用时切忌随意加大剂量。如果不慎服用过量,会导致呃逆、眩晕、呕吐、腹泻等胃肠反应,应予注意。

需要特别注意的是,对于那些初起轻症的小孩儿,肥儿丸的效果较好;反而对于那些久病重症的小孩儿,原因比较复杂,不是单一的肥儿丸所能解决的。病情不见好转,不能久服,必须及时到医院作进一步检查和治疗。

第九章 小儿保健，孩子不生病才是福气

> **宜忌事项** ★★★★★★★★★★★★★★★★★★★★★★★★★★
>
> 1. 忌辛辣、生冷、油腻及不易消化等食物。
> 2. 婴儿应在医师指导下服用。
> 3. 服用前应除去蜡皮，塑料球壳；本品不可整丸吞服。
> 4. 忌生硬冷物。

"小儿七星茶"，让孩子不再上火

奇方也谈

- **来源**：东汉医圣张仲景的《金匮要略》。
- **成分**：由薏苡仁、稻芽、山楂、淡竹叶、钩藤、蝉蜕、甘草7味药物组成。
- **性状**：本品为淡黄棕色至红棕色的颗粒，气微，味甜、微苦。
- **功效**：开胃消滞，清热定惊。适用于小儿积滞化热、消化不良、不思饮食、烦躁易惊、夜寐不安、大便不畅、小便短赤等症。
- **用法**：开水冲服，每次3.5~7克，每日3次。

"孩子奶粉上火，便便干"、"孩子上火长口疮""孩子睡觉不好、眼屎多"……这是很多妈妈在孩子上火时会问到的问题。其实，对于"上火"中医是最有发言权的。

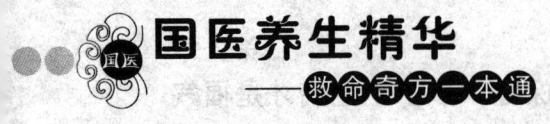

关于孩子上火的原因,中医认为,小儿是"纯阳之体",体质偏热,"肝常有余",容易出现阳盛火旺即"上火"现象。再加之"脾常不足",即孩子的肠胃处于发育阶段,消化等功能尚未健全,过剩的营养物质难以消化,容易造成食积化热而上火。可见,孩子吸收消化及自身调节能力较弱,日常生活中食物搭配不科学等,也加剧了孩子上火的发生。

在日常生活中,家长除了要时刻细心留意孩子的身体状况之外,当孩子出现上火症状时,还应该合理选择儿童专用的下火药品——小儿七星茶,它就是一种有百年历史的专业为孩子"去火"的药物。由于儿童体质较弱,肝肾等脏器发育不全,解毒排泄功能较弱,对药物的敏感性高于成人,加上病情诊断本身是一个相当复杂的过程,药物的选择也就更加重要。

根据《中国药典》的记载,小儿七星茶由薏苡仁、稻芽、山楂、淡竹叶、钩藤、蝉蜕、甘草等七种"药食同源"材料制成,"药食同源"符合现代营养免疫学理念,材料也取自天然食物,具有自然的清净功效,安全温和。小儿七星茶的主要功能是开胃消滞,清热定惊。用于小儿积滞化热,消化不良,不思饮食,烦躁易惊,夜寐不安,大便不畅,小便短赤。以小儿七星茶为例,就是与药典要求一致的儿童专用去火产品,因此,在民间有着"小儿降火专用药"的称号。

病例解析

去年国庆节的时候,小董家的宝贝儿子淘淘出生了。为了全心全意地照顾他,小董辞去了工作,坚持母乳喂养,就是希望孩子健康成长。在她怀孕的时候,就常听宝妈们说孩子喝奶粉容易上火,排便难,小屁股还经常红红的。所以,小董就想在孩子一岁之前都给孩子喂母乳。然

第九章
小儿保健,孩子不生病才是福气

而,让小董不明白的是,她家淘淘一直是喝母乳的,为什么大便也经常很干燥,屁股总是红红的一片?每次看他拉便便使劲的样子,小董真是又心疼,又替他难受。后来,又听老人家说,孩子内火大,出现这种问题很正常,多吃点水果就行了。可是,大多数的水果都是凉性的,多吃也不好。

后来,小董就带着淘淘去看中医,见到医生后,她告诉医生:"淘淘自满月以后,小便黄而混,大便干结,呈栗粒状,三五天排便一次。排便过程长且困难。有时候排便时因肛门受干结粪便刺激出现疼痛而哭闹。"此外,还有口舌生疮、睡不香等症状。医生了解淘淘的症状后,初步诊断孩子是上火,于是就开了一盒小儿七星茶。回到家后,小董按照医生所说的量,先给淘淘吃了半袋小儿七星茶。第二天早晨,又把剩下的半袋喂给淘淘。小董发现淘淘很快就排便了,而且排出的便便没那么干燥了。接连服用了三天后,淘淘所有的上火症状就都消失了。

	冰糖山楂羹
材料	冰糖、山楂(去核)5~6个。
做法	①准备适量冰糖、山楂; ②加适量水,熬煮至软烂即可。
用法	每日1剂,饭后服用。

冰糖具有和胃、止渴、化痰的作用;山楂有调节血脂、活血化淤等功效,可以增强孩子的食欲。冰糖山楂羹的功能是清肺、消食,味道酸甜可口,孩子非常喜欢喝,平时饮用山楂冰糖羹,有一定的保健作用,但切记不可过量饮用。

功效细说

小儿七星茶方中的淡竹叶止惊悸，除热缓脾，利小便，主攻心火；稻芽清热除烦；薏苡仁健脾利湿，主攻脾胃之火；山楂健胃消食，主攻胃火；甘草补肝益气，清热解毒，调和诸药；蝉蜕清热疏水，主攻脾火；钩藤平肝熄风，主攻肝火。

缓解消化不良和便秘。《中国药典》中规定，小儿七星茶的处方为"薏苡仁、稻芽各893克，山楂446克，淡竹叶670克，钩藤335克，蝉蜕、甘草各112克"，薏苡仁和淡竹叶是臣药；山楂、稻芽消食健脾助消化，防止食积发热；山楂也叫山里红、红果、胭脂果，为蔷薇科植物山里红或山楂的干燥成熟果实，质硬，果肉薄，酸甜适中，风味独特。山楂含有大量的维生素C与微量元素，能够开胃促进消化，山楂所含有的脂肪酶也能够促进脂肪的消化。小儿七星茶中含有山楂成分，孩子食后有生津开胃、助消化等功效。

七星茶是比较温和的儿童去火药。作为小儿上火的专用药，七星茶含有的几种药材科学调配，既能降火，又不容易造成脾胃损伤，不失为夏季家长在家中必备的小儿去火药。

宜忌事项

1. 服药期间忌食生冷、油腻等不易消化食品。
2. 治疗一周后症状未见改善者，应及时到医院咨询医师。
3. 过敏体质者慎用。

第九章
小儿保健，孩子不生病才是福气

"保和丸"，消食和胃，保儿平安

奇方也谈

- **来源**：元代医家朱震亨的《丹溪心法》。
- **成分**：由山楂（焦）、半夏（制）、六神曲（炒）、茯苓、莱菔子（炒）、陈皮、连翘、麦芽（炒）8味药物组成。
- **性状**：本品为丸剂。
- **功效**：消食，导滞，和胃。适用于食积停滞、脘腹胀满、嗳腐吞酸、不欲饮食等症。
- **用法**：口服。每次1~2丸，每日2次，小儿酌减。

很多父母认为，只要孩子吃得多、喝得好，身体就能长得壮实。他们想方设法地哄自己的孩子多吃、多喝，这样一来，容易落下了食积停滞的毛病。

一般来说，食积停滞是因饮食不当影响到孩子的消化功能，从而使食物停滞在胃肠所形成的一种胃肠道不适。在中医临床上，食积停滞以食不能消化、嗳气酸馊、肚腹胀满、大便干燥或时干时稀、舌苔厚腻、脉滑等为主要表现。若积滞日久化热后，还可出现夜卧不宁、睡喜伏卧、辗转反侧、手足心热、排气恶臭等症状。

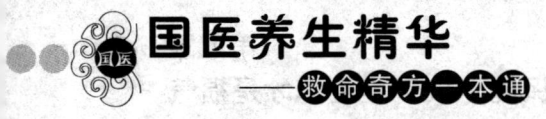

调养小儿食积，保和丸是一个很好的选择。数百年来，保和丸被后世医家广泛应用，在中医临床上也显示出了理想的疗效。

为什么叫"保和"呢？中医讲，人以脾胃为后天生长发育之根本，而这个方子正是通过消除胃里面的食物积滞的手段，来达到恢复胃的正常生理功能的目的，有和缓胃气的意思，所以命名为"保和"。

病例解析

前段时间，一位身体硬朗的老太太牵着一个五六岁的小女孩去看中医。当时，小女孩满脸的不高兴，一直噘着嘴巴，好像谁招惹她了一样。在老太太的一拉一拽下，走进了医院。从老太太口中得知，原来这个女孩儿是老太太的外孙女。因为学校放暑假，她妈妈工作繁忙没时间照顾她，只好暂时把她送到姥姥家住一段时间。外孙女来了，姥姥自然非常高兴。为了哄外孙女开心，姥姥整天给她做各种各样好吃的。外孙女也特别喜欢吃姥姥做的食物，每次都吃很多。就这样，小女孩每天吃了玩，玩了睡，睡完继续吃，足足任性了一个星期。在后来的几天里，姥姥发现外孙女突然不吃东西了，还跟姥姥嚷嚷着自己肚子胀。姥姥摸了摸外孙女的肚子，发现的确硬硬的，口中还有臭味，偶尔还会出现反酸、大便溏泻的现象。经过诊断，医生发现孩子的舌苔厚腻，脉滑，很明显是食积停滞所致。于是嘱咐姥姥回去之后给孩子熬些保和汤来服用。两天过去了，小女孩的腹胀现象消失了，又恢复往日的活泼了。

保和汤

材料 山楂、神曲、炒莱菔子各6克，蜂蜜适量。

第九章
小儿保健，孩子不生病才是福气

做法	①将炒萝卜籽研碎，用双层纱布包好，和山楂、神曲一同放入锅中； ②倒入约500毫升的清水，开大火烧沸之后，转成小火继续煎煮10分钟左右； ③捞出药包，同时捞净其他药渣，每次饮用之前调入适量蜂蜜即可。
用法	每日1剂，代替茶来饮用，分成2～3次温服。

这道保和汤虽然只用到了原配方的三味药食，但其功效却是全面的。主要用于改善患儿积食的症状，作为日常的预防也是很理想的。当然，大家也可以用它们来煮粥，这样更有利于肠胃的消化和吸收。需要注意的是，气虚食积、痰滞的患儿不宜服用。

功效细说

保和丸方中的山楂开胃、助消化，主要得益于其补气健脾、消内化积、活血散瘀等功效，为老少皆宜的保健药食；六神曲有健脾和胃、消食化积的作用，主治饮食停滞、消化不良、脘腹胀满、食欲不振、呕吐泻痢等症；莱菔子就是萝卜籽，炒熟之后药性下降，变得缓和，而且有宜人的香气，擅长消食除胀、降气化痰，能治疗食积腹泻、气喘咳嗽等症，并且还能避免生食导致的恶心的副作用。此外，莱菔子质地酥脆，容易研碎煎出其药效。在中药配伍中，保和丸是消食除积的主要方剂。

中医认为，"人有食积，必生痰湿"。保和丸方剂中用半夏、陈皮燥湿化痰，理气和胃，再用茯苓健脾利湿使湿有出路。"食积日久则易生热"，故方中又用连翘清热散结，这样既能消食化滞行气和胃，又有清热散结之功效。炒麦芽行气消食，健脾开胃。在中药消导剂中，保和丸属于平缓消导剂，临床上主要用于治疗食积停滞、脘腹痞满、呕吐泻泄等症，也可用于慢性胃炎、消化不良，以及婴幼儿因食积、乳积所致的腹泻、溢奶等症。

当然，保和丸的功效不仅仅只是消食、和胃，它还有其他一些功效。

助消化。本方可提高胃蛋白酶活性，增加胰液分泌量，提高胰蛋白酶的浓度和分泌量。

调节胃肠功能。本方能抑制小鼠胃排空和家兔十二指肠自发性活动，拮抗乙酰胆碱、氯化钡、组织胺所致家兔和豚鼠离体回肠痉挛性收缩，也可部分解除肾上腺素对肠管的抑制，故本方有较好的解痉止痛及止泻的作用。

保肝、利胆。本方中的连翘、陈皮、茯苓具有保肝作用；半夏、陈皮可促进胆汁分泌，增强胆道的输送功能而有利胆作用。

镇吐。本方中的半夏、连翘具有较强的镇吐作用；茯苓有一定的镇静作用，有助于呕吐的缓解。

抗溃疡。本方能减少胃酸分泌量和总酸排出量，故本方具有较好的抗溃疡，促进损伤黏膜修复的作用。

抑菌。本方中的山楂、连翘、莱菔子、茯苓对多种革兰氏阳性及阴性菌有抑制作用；半夏有抗真菌的作用；连翘可以抑制病毒的活性。

第九章 小儿保健，孩子不生病才是福气

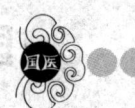

> **宜忌事项** ＊＊＊＊＊＊＊＊＊＊＊＊＊＊＊＊＊＊＊＊＊＊＊
>
> 1. 饮食宜清淡，忌酒及辛辣、生冷、油腻食物。
> 2. 不宜在服药期间同时服用滋补性中药。
> 3. 有高血压、心脏病、肝病、糖尿病、肾病等慢性病严重者应在医师指导下服用。

"银翘散"，治疗小儿上呼吸道感染

奇方也谈

- **来源**：清代名医吴鞠通的《温病条辨》卷一。
- **成分**：由连翘、金银花、桔梗、薄荷、竹叶、甘草、荆芥、淡豆豉、牛蒡子、芦根10味药物组成。
- **性状**：本品为散剂。
- **功效**：辛凉透表，清热解毒。适用于风热感冒、发热头痛、口干咳嗽、咽喉疼痛、小便短赤等症。
- **用法**：温开水吞服或开水泡服，每次1包，每日2~3次。

在日常生活中，小儿上呼吸道感染是不容易避免的。小儿上呼吸道感染是一种常见的小儿感染性疾病，感染的病原体90%以上为病毒，常可侵及口腔、中耳、眼部、颈淋巴结等邻近器官。

不同的季节，会有不同病菌的滋生与蔓延。小儿上呼吸道感染一年

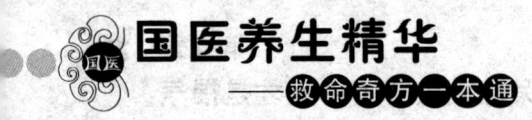

四季均可发生，尤其是在冬春季节，一开始，孩子只是流鼻涕、打喷嚏，或者发热，继而咳嗽。如果不尽早用药，咳嗽逐渐加重，就会引起气管炎、支气管炎甚至肺炎。

为什么会这样呢？因为孩子年龄小，抵抗力相对较差，所以感冒发热是难以避免的。但是一年中如果呼吸道感染过于频繁，超过一定的次数，这在医学上就被称为小儿反复呼吸道感染。所谓呼吸道感染，包括鼻咽炎、扁桃体炎、支气管炎、毛细支气管炎及肺炎等呼吸道感染性疾病，通常以气管为界，主要分为上、下呼吸道感染。上呼吸道感染俗称"感冒"，常见的有急性鼻炎、急性咽炎、急性喉炎、扁桃体炎等；下呼吸道感染主要是指支气管炎和肺炎等。

中医认为，防治小儿反复呼吸道感染，银翘散具有较强的优势。在感染期，重在辨证，治其标，缓解期治其本。《黄帝内经》曾说："正气存内，邪不可干。"体内存在旺盛的正气，邪气就不容易侵犯。中医有许多著名方剂，比如银翘散、玉屏风散、生脉散等，现已被越来越多的临床证实有防治呼吸道感染的作用。银翘散具有清热解表、消肿止痛的功效，对于小儿上呼吸道感染的诸多病症都很适用。

病例解析

小杰是一个11岁的胖男孩儿，上六年级。据小杰妈说，之前的小杰几乎很少生病，但是在三天前，他却突然恶寒发热。又过了两天后，小杰告诉妈妈说自己右上臂像针刺一样疼痛，而且还一阵一阵的。小杰妈吓坏了，立即带他去看医生。经过一番诊查：小杰的体温达到39℃，形寒发热，口略渴，汗出。脉滑数，舌质红润，微有黄苔。医生给出辨证治法：邪热在卫气之间，当以辛凉透解，清热解毒为治。并开了银翘散的处方：淡豆豉、焦栀子、荆芥、枯黄芩、竹叶、赤芍药各10克，

第九章
小儿保健，孩子不生病才是福气

薏苡仁、紫花地丁、连翘各15克，金银花、芦根各30克，乳没（乳香和没药）各6克。回家后，小杰妈遵循医生嘱托，开始服用以上药物。服药两次后，小杰的体温就降至正常。第二天，小杰妈按照医生所说，取出焦栀子、淡豆豉、荆芥、乳没之属，又加生地黄、牡丹皮、知母等继续服用。一个星期后，小杰就已经病愈了。

	银翘粥
材料	鲜银花30~50克（干品15~30克），粳米20克，连翘10克，冰糖适量。
做法	①先煎银花、连翘，取汁去渣，将粳米洗净煮粥； ②待粥将熟时，入药汁共煮至熟，加入冰糖调味。
用法	分2~3次服完。

这道银翘粥的主要成分有鲜银花、粳米等，有清热解毒等功效。适用于小儿腮腺炎，麻疹出疹前期，也可防治小儿痱疖。

功效细说

银翘散主治外感风寒，发热头痛，口干咳嗽，咽喉疼痛，小便短赤。温病初起，发热无汗，或有汗不畅，微恶寒，头痛口渴，咳嗽咽痛，舌尖红，苔薄白或薄黄，脉浮数者。现用于温病范围的各种疾病，如急性支气管炎、肺炎、流感、百日咳、腮腺炎、麻疹、水痘、急性喉头炎等。

银翘散方中的金银花、连翘辛凉轻宣，透泄散邪，清热解毒，为君药；薄荷、牛蒡子辛凉散风清热；荆芥穗、淡豆豉辛散透表，解肌散风，为臣药；桔梗、甘草清热解毒而利咽喉，为佐；淡竹叶、芦根清热除烦，生津止渴，为使药。诸药相合，共成辛凉解肌，宣散风热，除烦利咽之功。全方以解表散邪为主，清热解毒为辅，堪称辛凉解表经典之方。凡感受风温湿热、冬温等邪气所引起的病，表现为微恶风寒、发热、自汗、头痛、口渴或不渴而咳、脉浮数、舌苔白，属风热型者，均可用本方治疗。银翘散还有以下功效。

解热。在大鼠实验性体温增高时，分别给予银翘散袋泡剂和片剂，动物体温得以下降，尤其以袋泡剂作用明显。

抗炎。银翘散袋泡剂对不同原因所致之炎症均有显著性的抗炎作用，而片剂与煎剂对某些炎症作用甚弱或无作用。

抗过敏。对天花粉所致大、小鼠被动皮肤过敏反应、速发型超敏反应均有明显抑制作用，降低过敏性休克死亡率。

促进免疫功能。在不增加免疫器官重量的情况下，袋泡剂能明显促进小鼠腹腔巨噬细胞吞噬能力。上述作用，无疑是临床应用银翘散治疗外感热病的重要药理学基础。

由此可见，银翘散的治疗作用是很强大的，而且效果确切。因此，银翘散成为很多消费者家庭药箱的一种常备用药。

宜忌事项＊＊＊＊＊＊＊＊＊＊＊＊＊＊＊＊＊＊＊＊＊＊＊

1. 忌烟、酒及辛辣、生冷、油腻食物。
2. 不宜在服药期间同时服用滋补性中成药。
3. 风寒感冒者不适用，其表现为恶寒重，发热轻，无汗，头痛，鼻塞，流清涕，喉痒咳嗽。
4. 高血压、心脏病、肝病、糖尿病、肾病等慢性病严重者应在医师指导下服用。
5. 脾胃虚寒，症见腹痛、喜暖、泄泻者慎用。
6. 对本品过敏者禁用，过敏体质者慎用。

第九章
小儿保健，孩子不生病才是福气

"五倍子膏"，让夜啼小儿不再啼

奇方也谈

- **来源**：《本草纲目》卷三十九引《集灵方》。
- **成分**：由五倍子1味药物组成。
- **性状**：本品为膏状。
- **功效**：凡扭挫伤、乳腺炎、腮腺炎、局部神经痛、产后会阴血肿、骨科血肿过大需要消肿者、骨折不需要整复固定者等。
- **用法**：将药膏摊于不吸水纸上，厚度约2~3毫米，敷患处后，用绷带包扎，每2~3天更换1次。

小儿夜啼，是婴儿时期出现的一种常见的睡眠障碍，多见于半岁以内的婴幼儿。有一些孩子，白天表现正常，可是一到晚上就会烦躁不安、哭闹不止，很多父母都找不到具体的原因。人们将这些孩子称为"夜啼郎"。

夜啼，是婴儿的一种本能性反应。在婴儿时期尚没有语言表达能力，"哭"就是他们表达要求或痛苦的一种最佳方式。比如饥饿、口渴、衣着过冷或过热、尿布潮湿、臀部腋下皮肤糜烂、湿疹作痒，或虫咬等原因，或养成爱抱的习惯，均可引起患儿哭闹。

中医认为，小儿夜啼常因脾寒、心热、惊骇、食积而发病。一是脾

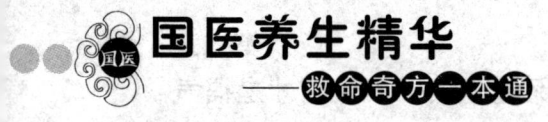

胃虚寒，症见小儿面色青白，四肢欠温，喜伏卧，腹部发凉，弯腰蜷腿哭闹，不思饮食，大便溏薄，小便清长。舌淡苔白，脉细缓，指纹淡红。治宜温中健脾。二是心热受惊，症见小儿面赤唇红，烦躁不安，口鼻出气热，夜寐不安，一惊一乍，身腹俱暖，大便秘结，小便短赤。舌尖红、苔黄，脉滑数。治宜清热安神。三是惊骇恐惧，症见夜间啼哭，面红或泛青，心神不宁，惊惕不安，睡中易醒，梦中啼哭，声惨而紧，呈恐惧状，紧偎母怀，脉象唇舌多无异常变化。治宜镇惊安神。四是乳食积滞，症见夜间啼哭，厌食吐乳，嗳腐泛酸，腹痛胀满，睡卧不安，大便酸臭，舌苔厚腻，指纹紫滞，治宜消食导滞。

　　在用药方面，可以选择五倍子膏。五倍子有敛肺益肾、止泻固脱之功，归肺经、大肠经和肾经，通常用其治疗肺虚久咳、自汗盗汗、拉肚子等。而肚脐即神阙穴，为人体经络之总枢，古人称脐为"五脏六腑之本"。肚脐最怕着凉，是腹壁的最后闭合点，其屏障功能较差，不过正是由于它为腹壁最薄之处，在此处敷药利于药物之渗透吸收，药效能直达病灶。

病例解析

　　晓晓今年26岁，年前刚生完孩子。晓晓原本就是一个大大咧咧，毫无耐心的人，再加上是第一胎，根本没有经验。生完孩子后，她整天除了给孩子换尿布、喂奶，还要哄孩子睡觉。白天倒还好说，有婆婆帮忙照顾，她省心了不少。可是，到了晚上就让她觉得崩溃难熬。不知道怎么回事，她家孩子一到晚上就又哭又闹，有时候一直哭到天亮，嗓子都哭哑了。这样不仅晓晓劳累不堪，孩子的睡眠质量也大受影响。

　　好不容易熬到孩子满月，在一次聊天中，晓晓跟一个学中医的朋友

第九章
小儿保健，孩子不生病才是福气

诉苦。朋友告诉她说，孩子夜间哭闹，大多时候并非是饥饿、被褥太厚、或者尿布湿了等问题，还可能是某种疾病所致，如急性中耳炎、蛲虫病、软骨病等。晓晓听完吓坏了，继续追问应该怎么办？朋友告诉她说需要带孩子去医院做检查。第二天，晓晓就和老公一起带着孩子去医院做检查，可是各方面结果都正常。医生问及孩子的具体情况时，晓晓告诉医生说孩子的吃喝与平时无异，排便也正常，就是一到晚上就睡不踏实，常常在梦里惊醒，醒来之后哭的面色泛青，有时候要安抚好一阵才能睡下，有时候孩子一直哭到天亮。医生进而断定孩子出现的是受惊夜啼，于是给她开了个外敷方——五味子膏敷肚脐。连敷3天后，晓晓就发现孩子夜间哭闹的症状有所缓解。到第4天的时候，孩子已经不再惊厥，晚上也能安稳地睡觉了，她也能好好休息了。

	五味子参麦粥
材料	五味子10克，粳米100克，人参6克，丹参、麦冬各15克，白砂糖适量。
做法	①先将麦冬、五味子、丹参洗净煎取浓汁； ②人参切薄片，与洗净的粳米同煮成粥； ③粥将熟时，兑入药汁、砂糖，再煮1~2沸即可。
用法	每日2次，温热服。

这款五味子参麦粥具有敛汗安神、益气养阴、活血化瘀之功。主要适用于冠心病、心绞痛、心肌梗塞、心律失常及低血压属气阴两虚的患者。需要注意的是，对于阳虚寒凝及阴虚火旺者，均不宜饮用。

功效细说

五倍子性寒,味酸涩,具有敛肺降火、涩肠止泻、敛汗止血、利湿敛疮等功用。适用于肺虚久咳、肺热痰嗽、盗汗、消渴、久泻久痢、便血痔血、外伤出血、皮肤湿烂、痈肿疮毒等病症。此外,五倍子含有鞣酸,可与许多金属、生物碱或甙类等有害物质形成不溶解化合物,阻止这些物质在肠道的吸收,而通过大便排出体外。五倍子还有抗菌、抗病毒、止血、收敛等作用。

此外,五倍子膏还有一些非常实用的功效。

治疗多种癣症。组成:五倍子60克,白芨30克,老陈醋适量。用法:将五倍子、白芨分别捣细末,先将五倍子粉与陈醋混合,呈稀汤状,置锅内文火煎熬,待稍稠后入白芨粉末,成糊状,贮瓶中备用。用时取膏涂癣上(如膏稠时可用陈醋调稀),涂上药后,局部初觉痛痒,但不久即消失,1~2天可出现脱痂现象。脱后再涂,直至癣消失为止。

治疗胃下垂。组成:五倍子5克,蓖麻仁10粒。用法:上药捣泥,空腹敷贴百会穴,胶布固定,每天3次,每次7分钟。

治疗倒睫毛。组成:五倍子30克,蜂蜜适量。用法:将五倍子研成细末,加入蜂蜜均匀调拌,直调至稠糊状为度。用时,先以水洗净患侧眼睑皮肤,然后再将适量的膏剂涂布于距睑缘2毫米处,每日1次,一般连涂3~5次,多则10余次,可将倒睫矫正。

治疗小儿腹泻。组成:五倍子15克,枯矾10克,黄蜡30克。用法:先将五倍子、枯矾研细末,越细越好,将黄蜡置小锅内加温熔化,再入五倍子、枯矾末,边放边搅,搅匀后待凉备用。它的使用方法是先用温水将脐眼洗净,取膏药1克,放于4×4厘米胶布上,文火化开,贴于脐眼上,每日1贴,并热敷两次,以利药物吸收。用于小儿腹泻。

治小儿遗尿。用法:将五倍子适量研成细末,敷于患儿脐部,纱布覆盖,外用胶布固定,次日晚上洗净脐部。继续敷用,一般7~14天可治愈。

治疗痈疽疔疖。组成:五倍子250克(微炒黄),冰片10克,蜈蚣3条,蜂蜜185克。用法:五倍子、冰片、蜈蚣各研细面,再将蜂蜜炼至滴水成珠,先加五倍子搅匀成硬膏,再加冰片和蜈蚣面搅拌均匀即成膏药。应用时患处常规消毒,再用此膏摊纱布上外敷患处,初期每天换药一次,破溃后2~3天换1次。

宜忌事项 ∗∗∗∗∗∗∗∗∗∗∗∗∗∗∗∗∗∗∗∗∗∗∗∗∗∗

1. 个别患者用后,偶见接触性皮炎,但可停药即愈。
2. 患处皮肤有破损、炎症、皮肤病者忌用。

小儿咳嗽,"止嗽丸"来帮忙

奇方也谈

● **来源**:清代名医程国彭的《医学心悟》。

● **成分**:由紫菀(制)、白前、荆芥、甘草、百部(制)、桔梗、陈皮7味药物组成。

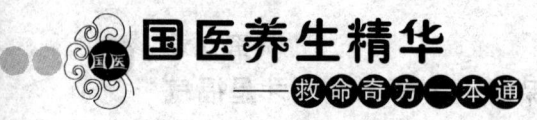

- **性状**：本品为棕褐色或棕黑色光亮的浓缩丸；味微苦、微辛。
- **功效**：止嗽去痰，疏风理肺。适用于风邪犯肺咳嗽咽痒，痰不易咯出者。
- **用法**：口服，每次20粒，每日2~3次。

在中医理论中，肺为娇脏，清虚之体，喜湿恶燥，最易被风、寒及燥邪伤害。相对成年人来说，小孩子的身体比较弱，对于这些病邪的侵袭他们很难抵御。所以，每到秋冬季节，风寒、燥邪来袭，肺阴受损，或是肺虚，呼吸功能大大受阻，一场令宝贝受罪、全家不得安宁的咳嗽就这样开始了。

咳嗽，是一种防御性反射运动，可阻止异物吸入，防止支气管分泌物的积聚，清除分泌物，避免呼吸道继发感染。引起咳嗽的原因有很多，但任何原因引起的急性或慢性炎症，都可以引起小儿咳嗽。根据病程可分为急性咳嗽、亚急性咳嗽和慢性咳嗽。小儿咳嗽的原因包括上呼吸道感染、支气管炎、咽喉炎、过敏、吸入异物等。

中医学上说，"五脏六腑皆可令人咳"，根据病因，小儿咳嗽可分为外感咳嗽与内伤咳嗽。按照中医理论，小儿咳嗽又分为风热咳、风寒咳、气虚、燥热咳和内伤咳嗽，并有不同的表现。

风寒咳嗽，干咳，晚间多见，痰色白，稀薄，鼻塞，流清涕，咽喉痒，口不干，舌淡苔胖，治宜散寒宣肺；风热咳嗽，咳嗽不爽，痰黄黏稠，口干咽痛，舌红苔黄，治宜疏风肃肺；燥热咳嗽，干咳无痰，或痰少不易咳出，鼻唇干燥，咽干喉痒，治宜清肺化痰；气虚咳嗽，咳嗽无力，痰白清稀，气短懒言，面色白，以儿童和老年人多见，治宜健脾益气，止咳化痰；内伤咳嗽，因肺脏虚弱或其他脏器疾病牵连肺部引起的

第九章
小儿保健，孩子不生病才是福气

咳嗽，比如心脏病、消化道疾病引起的咳嗽，治宜健脾养肺、止咳化痰。

如果家中小孩易感受各种病邪而咳嗽，除了服用清热止咳药外，还可以在家中备些"止嗽丸""止嗽片""止嗽口服液"等。但需要特别注意的是，以"止嗽"字样命名的止咳药有很多，最好是选用以桔梗、荆芥、蒸紫菀、蒸百部、蒸白前、炒甘草、陈皮为配方的药物，效果更佳。而止嗽丸就是这个配方的止嗽药，它可以治疗除了肺热以外的、其他多种原因所致的咳嗽。

病例解析

晴晴今年2岁，因为妈妈工作繁忙，她和姥姥在一起的时间更多一些，所以她也更加依赖于姥姥。在姥姥的精心照顾下，晴晴一直也没生过什么大病，就连小感冒都只是偶尔才有。可是从前几天开始，晴晴有点儿咳嗽。因为她只是在早晨起床时间咳嗽几声，所以姥姥并未在意。但是在接下来的几天里，晴晴的咳嗽声越来越频繁。姥姥有点担心，于是带她去看医生。她告诉医生说，孩子连续咳嗽有4天了。当医生问到最近几天孩子有没有着凉。姥姥才恍然大悟，她说，4天前，因为天气闷热，她就给孩子洗了个澡。第二天她就开始咳嗽了，还有点鼻塞、流清涕，喉中痰鸣、纳食减少，晚上也睡得不踏实了。姥姥先后给晴晴喂了强力银翘片、止咳糖浆等药物，都没有什么效果，但也没起什么反作用。医生听完姥姥的自述后，又细细诊查了一番，发现晴晴除了咳嗽有痰，流清涕，咽部稍红，还出现了肺部呼吸音粗糙，指纹色红的现象。进而确诊晴晴是风寒外感，肺失清肃。随后给她开了止嗽丸，治以疏风解表，宣肺止咳。服药后的第2天，晴晴的咳嗽就缓解了很多。等到第3天的时候，姥姥就没听见晴晴咳嗽了。

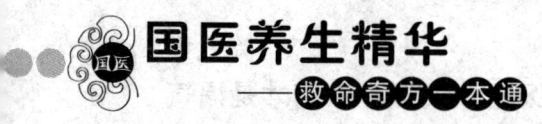

止嗽饮

材料	炒桔梗、荆芥、蒸紫菀各5克，红糖、冰糖或蜂蜜适量。
做法	①炒桔梗、荆芥、蒸紫菀一起用少许冷水浸泡15分钟； ②入锅加水600毫升，大火烧沸，再用小火煎煮10分钟； ③去渣留汁，加红糖、冰糖或蜂蜜调味即可。
用法	每日1剂，分早晚2次饮用。

这款自制的止嗽饮偏于温肺理气、散风利湿、化痰止咳。所以，对阴虚肺燥导致的咳嗽并不太适合。不过，只需在药膳中稍作改动，也会让它变成改善和治疗阴虚肺燥咳嗽的良药。除了选择加入具有滋阴润燥、消火化痰的冰糖调味外，还可以去除蒸紫菀，改加入3~5克的生甘草与干百合即可。

功效细说

方中紫菀、百部为君，两药味苦，都入肺经，其性温而不热，润而不寒，皆可止咳化痰，对于新久咳嗽都能使用；桔梗味苦、辛，善于开宣肺气；白前味辛、甘，长于降气化痰，两者协同，一宣一降，以复肺气之宣降，增强君药止咳化痰之力，为臣药；荆芥辛而微温，疏风解表利咽，以除在表之余邪；陈皮理气化痰，为佐药。甘草缓急和中，调和诸药，合桔梗、荆芥又有利咽止咳之功，是为佐使之用。综观全方，药虽7味，量极轻微，具有温而不燥，润而不腻，散寒不助热，解表不伤正的特点。故对于新久咳嗽，咳痰不爽者，加减运用得宜，都可获效。

第九章
小儿保健，孩子不生病才是福气

这款止嗽丸偏于温肺理气、散风利湿、化痰止咳。对于阴虚肺燥导致的咳嗽者来说并不适宜。

另外，在自制时要特别小心，一般情况下，成人每人每天服用桔梗的量为3～10克，紫菀5～9克，荆芥4.5～9克为宜。对于幼儿来说，应酌情减量。在服药期间，无论服用中成药还是自制的药膳，都要切忌饮食辛辣、油腻的食物。对于那些患有支气管扩张，肺炎等严重呼吸道疾病的患儿来说，要在医生的指导下用药，切不可自主服用，以免引起不必要的后果。

宜忌事项 ********************

1. 痰中带血者忌服。
2. 严格按照规定的用法用量服用，不宜多服。
3. 长期连续服用应遵医嘱。

"四妙丸"，治疗小儿湿疹效果好

奇方也谈

- **来源**：元代医家朱震亨的《丹溪心法》。
- **成分**：由苍术、牛膝、黄柏、薏苡仁4味药物组成。
- **性状**：本品为浅黄色至黄褐色的水丸，气微，味苦、涩。

● **功效**：清热利湿，强筋壮骨。适用于湿热下注所致的两足麻木、筋骨酸痛、丹毒、急慢性肾炎、湿疹、骨髓炎、关节炎等症。

● **用法**：每次6～9克，每日2次。

湿疹，虽然多发生在气温高的时候，但对于小孩儿来说，任何时候的护理不当，都有可能引发湿疹。小儿湿疹，是一种变态反应性皮肤病，就是人们平常所说的过敏性皮肤病。主要原因是对食入物、吸入物或接触物不耐受或过敏所致。患有湿疹的孩子起初皮肤发红、出现皮疹、继之皮肤发糙、脱屑，抚摸孩子的皮肤如同触摸在砂纸上一样。遇热、遇湿都可使湿疹表现得更为明显。

小儿湿疹好发于额部眉毛、两颊、头皮、耳廓周围等头面部位，以后逐渐蔓延至颈、肩、背、四肢、肛门周围、外阴部位等皮肤皱褶处，甚至可以波及全身。由于湿疹伴有奇痒，孩子会用手抓皮疹的部位，造成皮肤破溃。躺着时，孩子会在枕头上蹭脑后部，形成枕秃；趴着时，孩子会用床单摩擦面部止痒；抱着时，孩子会依偎在你的肩膀揉蹭脸部。如此一来，小孩子就会出现烦躁不安，夜间哭闹以至影响睡眠。又由于小儿用手抓痒常可致皮肤细菌感染而使病情进一步加重，这些都令家长们心痛不已。但是心痛归心痛，要想办法治好湿疹，为孩子及早解除痛苦才是关键。

从中医的角度来讲，湿疹主要是由脾失健运，以至于湿热内蕴，并侵入人体血脉组织中，形成内不疏泄、外不透达的郁滞状况。时间稍长，郁滞的湿热越来越多，皮肤就会出现红色皮疹、瘙痒，甚至是破溃流水，形成黄色结痂等症状。在这种情况下，除了各种外用的"湿疹膏"外，如果你想用中成药的话，就可以给孩子选用四妙丸。四妙丸就

第九章
小儿保健，孩子不生病才是福气

是一种以清热利湿、健脾通筋为主要功效的药物，可以有效地改善和治疗湿疹症状。

病例解析

前不久，豆豆妈抱着5个月大的静静去医院看病。豆豆妈告诉医生说，豆豆自从过了百天之后，不知道怎么回事，脸上长出了一些红斑和丘疹，脸两侧更为严重。不仅如此，孩子的头皮还长了不少黄痂。可能因为瘙痒，孩子总是用手去挠脸部、头部，啼哭不止，终日不得安宁。在医生的示意下，豆豆妈继续说，在此期间，虽然她给孩子抹过苯海拉明、肌注维丁胶性钙、肤轻松等药物，但是停药之后又会复发，孩子脸上的红疹还是存在。这两天开始，孩子的两颊出现了一些边缘不清的暗红色斑片，细细看，好像是一些针头大小的丘疹、水疱，还伴随着轻度糜烂和少量渗出，头皮局部能看到油腻性褐色痂。

医生听完豆豆妈的叙述，初步诊断出孩子是得了湿疹，给豆豆开了四妙丸，并嘱咐豆豆妈回去之后按时服下。连续服用了几天后，豆豆颜面的皮损大部分消退，头皮褐痂也开始慢慢脱落。又继续服用了一星期后，豆豆脸上的不良症状就全部消失了，至今也没复发。

	薏苡仁饮
材料	薏苡仁30克，冰糖适量。
做法	①薏苡仁用水浸泡一夜，以除去其特有的难闻气味； ②次日把水滗干，加8倍水，用砂锅置文火上，煮至快软时，加入适量冰糖即可。
用法	每日1剂，分数次喂服。

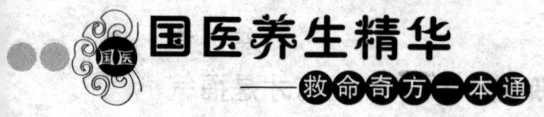

薏苡仁饮有清热利湿、健脾和中之作用，适宜于湿疹患儿常服。薏苡仁是补身药用佳品，薏苡仁的种仁和根又能入药治病。李时珍在《本草纲目》中记载：薏苡仁能"健脾益胃，补肺清热，去风胜湿。炊饭食，治冷气。煎饮，利小便热淋"。近年来，大量的科学研究和临床实践证明，薏苡仁还是一种抗癌药物，初步鉴定，它对癌症的抑制率可达35%以上。

功效细说

四妙丸方中的黄柏苦寒，苦能燥湿，寒以清热，入下焦；苍术味辛、苦，性温，辛发散祛风，苦、温能燥湿；薏苡仁味甘淡、性寒，健脾利湿除痹；牛膝苦、性酸平，活血化瘀，引药下行，补益肝肾利关节。四药组合，达到清热燥湿、祛风通痹之功，适用于湿热下注引起的多种疾病。

风湿热。风湿热以关节炎症状为主，属于中医的"风湿热痹"、"湿热痹"范畴，系因风湿侵入人体。风为阳邪，善行数变，与湿相合，缠绵日久不去，留着于肌肉关节，经气痹阻，化热伤及关节肌肤。症见发热，咽痛，全身困重，游走性疼痛，关节局部红、肿、热、痛，皮肤可见散在红斑，舌质红，苔黄腻，脉滑数或弦数。

湿热带下。带下色黄、腥臭，少腹疼痛坠胀，腰骶痛甚，月经量少，舌红苔黄，脉滑缓或弦滑。

痛风。痛风是由于遗传性或获得性病因导致嘌呤代谢障碍和血清尿酸持续升高所引起的疾病。临床以高尿酸血症、反复发作的痛风性关节炎、痛风石沉积为基本特征。中医学中的"箭风"、"风毒"与痛风相似。临床上病人突发性关节红、肿、热、痛，第一跖趾关节首先受累，

第九章
小儿保健，孩子不生病才是福气

痛不可触，周身发热，大便干燥，小便黄赤，舌红苔黄腻，脉弦数。多数痛风患者体胖，嗜酒，喜食肥甘厚味，以致痰湿内蕴，湿热内生，流注肢体关节，痹阻气血，而出现关节疼痛。

小腿丹毒。丹毒是由溶血性链球菌引起的急性化脓感染性炎症。可因在鼻、咽、耳等处有病灶引起，有足癣及下肢外伤则可诱发下肢丹毒。中医学把发于头面的称为"抱头火丹"，发于小腿者称为"腿游风"。丹毒也称"流火"，形容其状如涂丹，其热如火。发于下肢者，胫足红肿灼热，痛如火燎，表面光亮，色如涂丹，舌红苔黄腻，脉滑数。此为湿热化火之症。

✱✱✱✱✱✱✱✱✱✱✱✱✱✱✱✱✱✱✱✱✱✱✱✱✱✱

1. 孕妇慎用。
2. 虚寒痿症，带下，风寒湿痹等禁用。